SECRETS OF YOGA

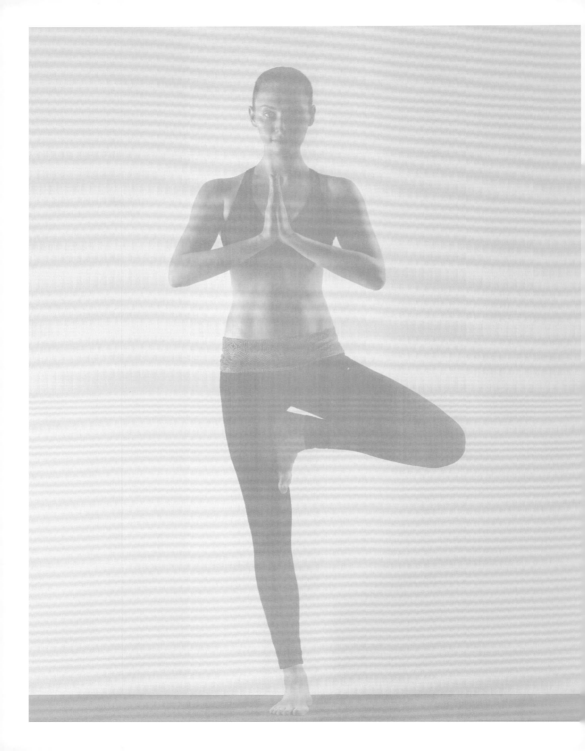

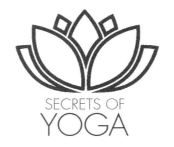

よくわかる理論と実践
ヨーガ

哲学・行法・流派・練習・ポーズ

ジェニー・ビトルストン 著

奥谷陽子 訳

目次

本書の使い方	6
なぜヨーガなのでしょうか	8

流派と行法　　　　　　　　　　　　10
ヨーガの哲学／伝統的な行法／21世紀のヨーガ

ヨーガの練習　　　　　　　　　　　　22
準備／呼吸法と緩和法／感情と抑制

基本的なポーズの練習　　　　　　　　34
ヨーガを始めるにあたって／床でおこなうポーズ／姿勢を改善する／体を一直線にすることを意識する／体の側面を伸ばす／前屈の紹介／バランスをうまく取れるようにする／リラックスして終了する

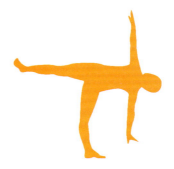

伝統的なポーズ　　　　　　　　　　　　　　　　　　66
前進する／脚の運動／しなやかな背骨を得る／持ち上げて伸ばす／腕を持ち上げる／バランスと平衡感覚／脚を強くする／体を力強く伸ばす／膝腱をゆるめる／体の向きを変える／床に座るときの基本／腰の関節を伸ばす／背骨をまっすぐにする／脚と足を使う／体を極度に伸ばす／休息するポーズ／力を集める／体の側面を伸ばす／運動をしながらのマッサージ／バランスを維持する／腰の関節を使う／脚のひどい疲れや痛みを取る／床を使う／座っておこなうねじりのポーズの紹介／らせん形を描く／動力を備えた回転／背中を曲げる／背中をアーチ形にする／胴体を伸ばす／体を極度に伸ばす／逆立ち系のポーズの紹介／肩立ちのポーズに取り組む／肩を動かしやすくする／手を曲げる

練習の計画を立てる　　　　　　　　　　　　　　　　202
ヨーガの練習プログラムをつくる／座っておこなうポーズを集中して練習する／後屈を集中して練習する

用語解説　　　　　　　　　　　　　　　　　　　　216

索引　　　　　　　　　　　　　　　　　　　　　　218

関連情報　　　　　　　　　　　　　　　　　　　　222

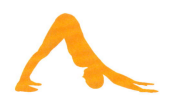
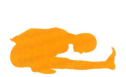
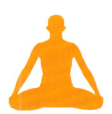

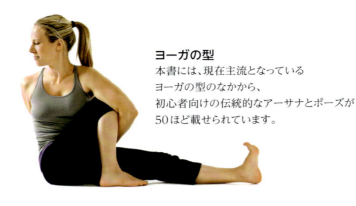

ヨーガの型
本書には、現在主流となっている
ヨーガの型のなかから、
初心者向けの伝統的なアーサナとポーズが
50ほど載せられています。

本書の使い方

本書は、ヨーガを始めたばかりの方のための入門書ですが、ヨーガを教える指導者、あるいはヨーガのクラスでレッスンを受けたいと思っている経験者の方々にとっては、すぐれた手引書でもあります。第1章では、ヨーガがどのように発展してきたか、その軌跡をたどります。第2章では、その原則に目を向け、第3章では、ごく基本的なポーズを紹介します。そして第4章では、伝統的な40のポーズを一般的に学んでいく順序で紹介し、さらに第5章ではヨーガへの入門の締めくくりとして、自宅での練習プログラムの組み立て方が説明されています。

難易度
それぞれのポーズには、
複雑さの度合いに応じて、
難易度マークが
つけられています。

 初心者向け：ヨーガをはじめて行う方のためのポーズ

 中級者向け：少し進んだポーズ――少なくとも第3章のポーズを練習したことがある方

 上級者向け：より高度なポーズ――すでに体がしなやかな方

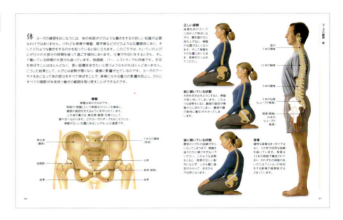

基本的な知識
実際のポーズを紹介する前の部分では、ヨーガを始めるにあたって必要な体や呼吸に関する知識と正しいポーズの取り方を学べるようになっています。

本書の使い方

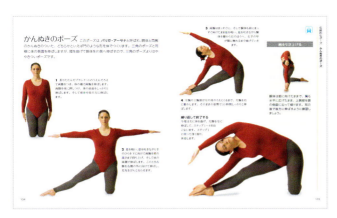

ポーズ

カラーのページでは、それぞれのポーズの名称と目的、またそのポーズがどのような作用を体に及ぼすかなどが、わかりやすく詳細にわたって説明されています。写真には番号が振られているので、説明文の通りに順番におこなっていけば、ポーズを完成させることができます。

分析

白黒のページでは、それぞれのポーズがさらに詳しく解説されています。文章での説明だけでなく、正しい姿勢を取るのにわかりやすいように、ポイントとなる体の各部に注釈がつけられ、さらに体を伸ばす方向が矢印で示されています。

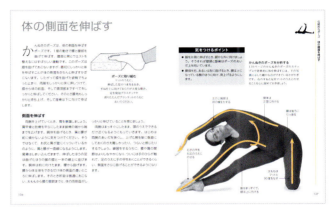

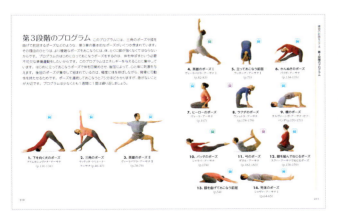

自宅での練習プログラム

本書の最後には、第3章と第4章で紹介された伝統的な50のポーズのなかから何種類かを組み合わせた、自宅でできるプログラムが3つほど紹介されています。

なぜヨーガなのでしょうか

現在普及している多くの運動体系(フィットネス)のなかで、ヨーガはもっとも古いものです。にもかかわらず、世界中には非常に多くのヨーガ教室や講座があります。このことからも、この古くからの技術(テクニック)が、21世紀を生きる人びとにとっては実際的な意味のあるものだということが証明されます。

ヨーガの根(ルーツ)は、アジアの南部地方の土のなか、はるか4000年という深さに埋められていました。そして成長するにしたがって、ヨーガという大木は多くの分派という枝に発展していったのです。ヨーガは瞑想であり、哲学であり、詠唱であり、深い周期的な呼吸であり、そして体を動かすことでさまざまな不調を和らげる癒しの方法なのです。

調和を取り戻す

「ヨーガ」という言葉が意味するのは「結合」です。ますます崩壊、分裂していく現代のなかで、ヨーガは調和を取り戻す道を差し出してくれます。ヨーガが教えてくれるのは、体調を整え、気力を増進させ、幸福感を得るために、体と心と精神をひとつにする方法です。ヨーガは、あなたの不安や心理的ストレスを緩和し、心の安定と明確な思考を得られるようにもなります。

本書は、初心者から上級者まで──10代か

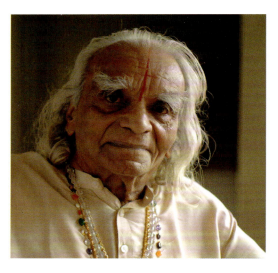

現代の指導者
アイアンガー・ヨーガとは、
B.K.S.アイアンガー(2014年8月20日没)という
インド人指導者によって20世紀に起こされたものであり、
その人気のほどは、現代の人びとにとって
ヨーガがどれほど重要かを証明しています。

ら90歳を超える──あらゆる方々のための本です。ヨーガを自宅で独習したいと思っている方にも、グループで練習をする際の手引書にもなります。ヨーガの原則の説明──伝統的な型と現代の型、練習に適した時間、場所、方法など──に加えて、古来から伝わる行法や、それらから派生した現代の流派から、50の伝統的なポーズに焦点をあてています。

注意事項

投薬を受けている方、手術を受けたばかりの方、持病がある方、最近けがをした方、歩行を制限されている方は、ヨーガを始める前に医師、または理学療法士に相談してください。あなたの健康状態を把握している経験を積んだ講師と練習をしてください。

- 高血圧、あるいは心臓病の方は、立っておこなうポーズはしないでください。

- 人工股関節の方は、座っておこなうポーズはしないでください。

- 腰にけがをしていたり、椎間板脱出症の方は、前や横に体を曲げたり、体をねじる動きのある練習はしないでください。

- 月経中、あるいはめまいがする、目や耳、副鼻洞に問題がある、頭や首、腰にけがをしている、高血圧、あるいはむかつきを伴う偏頭痛持ちなどの方は、肩立ちや逆立ちのポーズはしないでください。

- けがをする危険があるので、痛みや過度の不快を感じる姿勢は、決してしないでください。

- 心臓病や高血圧、あるいは椎間板ヘルニアなど腰に問題がある方は、後屈はしないでください。

- 膝に故障がある方は、膝を曲げるポーズや後屈をおこなわないでください。

- 骨粗しょう症や、腰が堅い方は、後屈や逆立ち、舟や方舟のポーズはしないでください。

- 妊娠中はヨーガを始めないでください。

流派と
行法

　ヨーガが発展するまでには4000年近くかかったと考えられています。そしてこの長期にわたる発展の過程で、ヨーガは多くの異なった行法に分かれていきました。心と瞑想に力を入れたものもあれば、運動と呼吸に力を入れている行法もあります。

　この章では、およそ4000年前のインド亜大陸で生まれたヨーガの起源から、20世紀に入ってヨーガが世界中に広まるまでの、ヨーガの歴史を明らかにします。さらには伝統的なすばらしい行法を示唆した言葉や書物を残した、過去の指導者的な人物も紹介します。そして最後に、20世紀におけるヨーガのかぎとなる指導者や、その流派や行法を5000年先の現在まで伝えることとなった創始者たちに焦点を当てます。

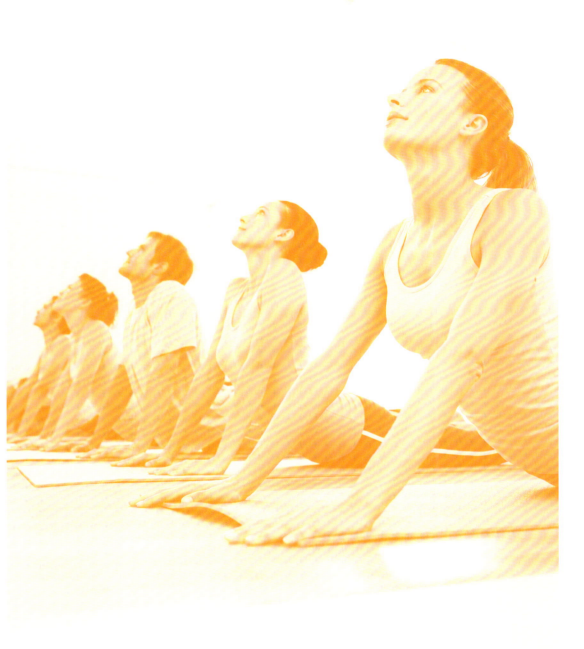

ヨーガの哲学

西側諸国のたいていの人びとは、ヨーガのことを、健康を保ち、病気を防ぐために構想された運動体系だと考えています。もちろん体を動かすことは重要ですが、ヨーガの練習では、体だけでなく、体と心、そして精神を総合的に扱います。ヨーガの練習の主要な構成要素にあるのは思考です。

ヨーガはまず哲学として徐々に発展していきました。つまり体を動かすことや、「アーサナ（体位法）」といったものは、より深く瞑想するために心を集中させるひとつの方法として、のちに生み出されたものなのです。ヨーガの究極の目的は、絶対的な思考や意識、あるいは神と呼ばれるものと調和をなし遂げることでした。今日でも、多くの流派や行法において、瞑想はヨーガ全体の運動の一部分として依然不可欠なものです。とはいえ、瞑想は高等なテクニックと考えられているために、初心者には指導しないものともされています。

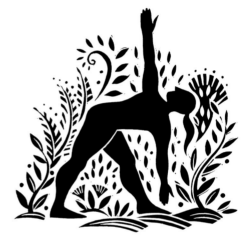

認識
ヨーガは己を自然界と自然の影響を受けるまでに開放させることが重要であると説いています。

ヨーガの道

ヨーガは宗教ではありません。けれどもその発展の過程で、ヨーガは多くの偉大な思想家や指導者の考えの影響を受けてきました。彼らが記した書物には、穏やかで健康な人生を生きるための良識ある主義が書かれています。そしてそれらに共通しているのは、非暴力主義の考えです。ヨーガは精神の穏やかさと心と体の調和を確立するためにあるのです。

ヨーガをおこなうことは、つまり、アーサナやポーズ、あるいは呼吸や弛緩、そして落ち着いて心を集中させることを学ぶことによって、より深い自己認識をおこなうということです。ヨーガの道は、自己と来世に向かう精神的な旅なのです。

健全に生きるためのルール

およそ2000年前のインドの賢人パタンジャリは、『ヨーガ・スートラ（スートラとは意義が込められた短い格言）』と呼ばれる一連の書物を残しました。そこには、有益で満ち足りた人生を送るための、簡素な助言が記されています。ここでは、彼の指針のなかでもっともよく知られている10項を紹介します。

5つのヤマ
——他人に優しくする方法

1 暴力的な思考、言葉、行為を断ちなさい。
2 盗みをしてはいけません。
3 他人の財産や手柄に羨望の気持をもってはいけません。
4 真実を話し、正直に生きなさい。
5 自分の感情や欲望を抑え、過度な深酒や、性的な堕落を慎みなさい。

5つのニヤマ
——自分に優しくする方法

1 つねに心を純粋に、そして体を清潔に保ちなさい。
2 欲求の対象を超越しなさい。
3 この世における自分の境遇を受け入れなさい。
4 偉大な指導者の神聖な言葉を暗唱しなさい。
5 自分の神——あるいは絶対的な意識に身をささげなさい。

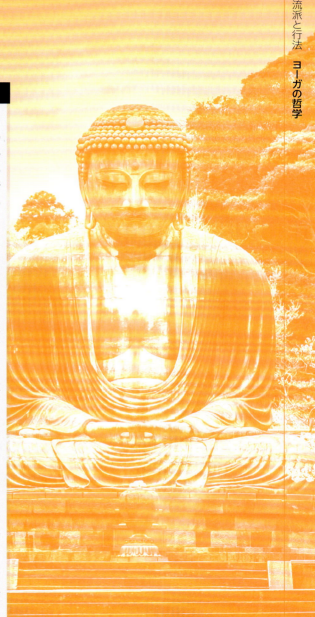

流派と行法 ヨーガの哲学

仏陀
ゴータマ・ブッダは
しばしば最初のヨーガ
行者として評されます。

古代美術

ヨーガの起源は古代史にも付されています。歴史学者たちはヨーガの進化について、3000年以上前のアジアの南西部で発生し、インド亜大陸を移動して暮らす種族によって南方へ伝えられたのだろうと考えています。当時の人びとが瞑想をしていたことは、紀元前1500年ごろに栄えた古代インダス文明の発掘品からもわかります。また紀元前900年から400年のあいだに書かれた古代インドの哲学書である『ウパニシャッド』は、ヨーガに関する書物のなかでもっとも古いものとして知られています。

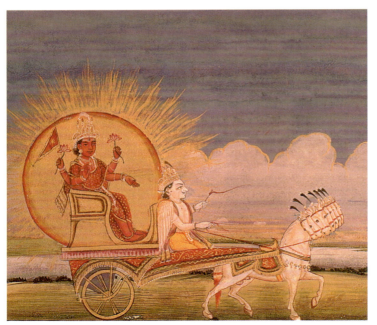

カルマ・ヨーガ
ヒンドゥー教徒の座右の聖典とされる宗教叙事詩で、神の歌の意味を持つ『バガヴァッドギーガー』が書かれたのは、紀元前300年ごろのことです。それは2つの氏族(クラン)のあいだの戦いの話でありながら、人の心をとらえて放さない物語です。そのなかでカルマ・ヨーガは、人生における多くの問題に対処する方法を探究する献身的な行為の新しいヨーガとして語られています。

仏陀(ブッダ)の生地

ゴータマ・ブッダは、紀元前550年ごろ、ヒマラヤの山麓の丘陵地帯で生まれました。当時東洋は、知的で宗教的な動乱の真っ只中でした。彼は悟りを得るために、ラージャ・ヨーガの教えに従って放浪する賢人となりました。

蓮(ロータス)のポーズ(蓮華座)

古代の賢人たちが脚を組んで瞑想を行っている様子は、しばしば絵画などで描かれていますが、それらは蓮のポーズ、あるいはパドマ・アーサナと呼ばれる姿勢です。長いあいだ動かずに座っていられるこのポーズは、1度習得してしまえば快適で、何物にも邪魔されることなく心を集中させることができます。

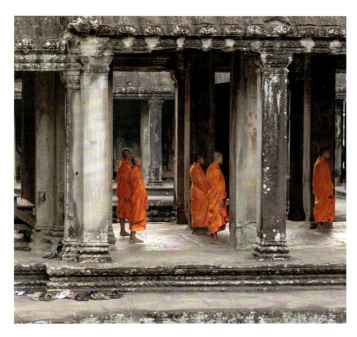

ラージャ・ヨーガ

初期のヨーガは、瞑想のことを指していました。古代の東洋美術には、仏陀が膝を交差させて脚を組んで座る伝統的な姿勢で瞑想をしている様子が、よく描かれています。この姿勢は、賢たちによって創り出された最初のアーサナ、つまりヨーガの姿勢です。こうした姿勢を取ることで、瞑想をしたまま長いあいだ動かずに座っていられるのです。仏陀がおこなっていた古代のヨーガの型が今日ラージャ・ヨーガとして残存していることに加えて、すべてのヨーガの経路はラージャ・ヨーガに通ずると言われているために、ラージャ・ヨーガは王道ヨーガとも呼ばれています。ラージャ・ヨーガは深い瞑想の方法です。熱心な人びとやヨーガ行者の共同体(コミュニティー)では、このヨーガをおこなうことで深遠な思考の世界を探究し、さらにはヨーガに人生をささげて森羅万象との精神的な調和を遂げるために絶対的な意識と接触しようと努めるのです。

15

伝統的な行法

ヨーガの系図をみると、たくさんのすばらしい分派があることがわかります。運動を基礎とした現代のヨーガの流派を稽古する人は何千人もいますが、それだけでなく、古代に生まれた伝統的なすばらしい行法を稽古する門人も非常に多くいます。これらの行法の大部分は、紀元前1000年までに発展したものです。そして当時の自由思想家たちは、インド亜大陸の宗教を確立することから逃れて、新しい哲学と苦行者として生きる道を創り出そうとしていました。

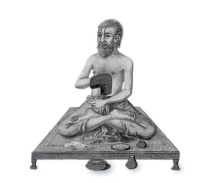

カピラ
およそ2750年前のこの賢者は、サーンキャ哲学を起こし、ヨーガへ生命の躍動（エラン・ヴィタール）や生命のエネルギーといった概念を与えました。

紀元前1000年以前	紀元前900年	紀元前500年	紀元前300年
ラージャ・ヨーガ 脚を組んでおこなう瞑想がインド亜大陸に伝わり、その後インド南部やスリランカに住む非アーリア系のドラヴィダ種族らによって南方に伝えられました。ラージャ・ヨーガは「王道ヨーガ」であり、絶対的な認識や意識との精神的な調和を得ようとする賢人たちが実践していました。	**ジュニャーナ・ヨーガ** 直感的に得られる知識を探究する哲学者たちが創り出したのが、叡智のヨーガ、またはジュニャーナ・（「ギヤーナ」）ヨーガで、その考えは、古代インドの哲学書『ウパニシャッド』に現われています。ヨーガが生まれたばかりのころの稽古や出来事に関する話が詳しく載せられた、革新的な権威ある書物の全集です。	ゴータマ・ブッダと彼の弟子たちは、ラージャ・ヨーガにみられる古代の瞑想の技法を稽古し、絶対的な調和のなかで、涅槃（ニルヴァーナ）や、自我を喪失した状態に達することができました。	**カルマ・ヨーガ** 賢人ヴィヤーサが書いた神の歌、『バガヴァッドギーター』には、行為のヨーガとされるこのヨーガが、勇者アルジュナと彼の御者クリシュナの戦い直前の会話として紹介されています。カルマ・ヨーガは、将来の不幸を避けるには、正しいときに正しい行動を取らなければならないことを強調しています。

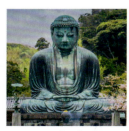

ブッダ

現在主流の伝統的なすばらしい行法

　紀元前1000年までにみられたのは、新しい瞑想の稽古の発展でした。そのなかには、インド哲学や仏教で神聖な音とされる「オーム」という言葉やマントラを唱えること、あるいは曼荼羅（マンダラ）と呼ばれる幾何学的な模様を静観することなども含まれていました。これらから思考を転向させて生み出した新しい波が、現在の主流でありながらすばらしい伝統的な行法であるハタ・ヨーガです。「ハ」は「太陽」であり、「タ」は「月」という意味です。この名は、プラーナヤマと呼ばれる呼吸法からきています。プラーナヤマは心と体を結びつける方法として実施されています。ハタ・ヨーガは、心を集中させて瞑想をしやすくするために体の運動と深い呼吸を組み合わせた、最初の行法です。1400年代には、賢者スヴァートマーラーマが、『ハタプラディーピカー』（ハタ・ヨーガの概論）として知られる書物を記しました。ハタ・ヨーガの内容を伝えるものとしては最初のものです。

紀元前200年

賢人パタンジャリは『ヨーガ・スートラ』を書き、瞑想とヨーガの稽古についての指針を述べました。これがヨーガの最初の手引書です。

パタンジャリ

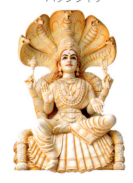

紀元後300年

タントラ・ヨーガ

仏教徒の哲学者アサンガは、ヨーガの観念と修行を組み入れたタントラ哲学を起こしました。悟りへ導かれるかもしれない忘我状態に達するために、五感と想像力を利用します。瞑想をしやすくするためマントラ・ヨーガ──神聖な言葉を唱える──もおこないます。

紀元後1000-1200年

バクティ・ヨーガ

哲学者ラーマーヌジャが起こしたのがバクティ・ヨーガである、自分の神に対する献身のヨーガです。彼は宇宙の創造神であるブラフマンに献身的愛情について説き、愛することと存在を理解することを教えました。神や他人へ仕えることや、祈りや信仰を通じて、人は悟りに達します。

紀元後1000年

ハタ・ヨーガ

タントラ教の時代に発達した体の運動は、ハタ・ヨーガへの道を開きました。これは呼吸と浄化運動であるアーサナを取り入れた最初の行法であり、確実に絶対的な意識との結合を遂げることができるように、瞑想のなかで心象形成をする手段です。

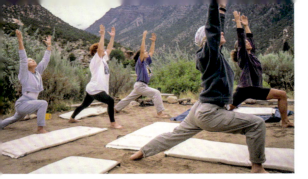

ヨーガの広がり
20世紀になってから、ヨーガの分派は欧米中にその天蓋(キャノピー)を広げています。

現代の流派

ヨーガにおけるもっとも新しい章は、1800年代に始まりました。欧米からインドに移住してきた探求者や学者、活動家、行政官といった人びとが、古代のヨーガの出典を翻訳し、アーサナを学んだのです。1900年頃には、インド出身のヨーガ行者たちが欧米を旅してまわり、1900年代の中頃には、有名な『あるヨギの自叙伝』（森北出版・1983年9月発行）の著者であるパラマハンサ・ヨガナンダがアメリカに渡ります。ハタ・ヨーガは現代社会に運命づけられていた伝統的な行法でした。なぜならそれはアーサナや呼吸法、それから西欧の人びとの心に訴える治療(ヒーリング)に重きをおいたものであったからです。第二次世界大戦の後、多くの西欧人は、ハタ・ヨーガを学ぶためにインドを訪れ、インド人指導者──とくにB.S.K.アイアンガー師──を敬い、そしてそれらを欧米に教授しました。

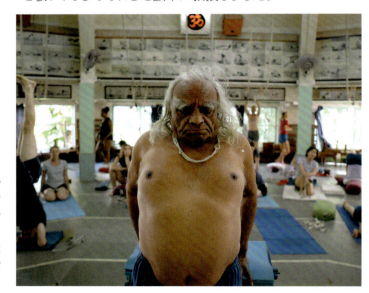

アイアンガー
B.K.S.アイアンガーは、伝統的なハタ・ヨーガと、欧米人の体の詳細な知識とを密接に結合させ、的確な姿勢と動きを基礎とした新しいヨーガの流派を確立しました。

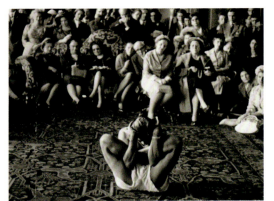

先駆者
インドで男女が混ざったグループにヨーガを教えることの先駆けとなったのは、B.K.S.アイアンガーであり、それは1940年代のことでした。アイアンガーはみずからのヨーガの流派を発展させ、インド中西部のプーナ市に〈アイアンガー道場〉を創設しました。今日では、その分派は多くの欧米諸国に広がっています。

流派と行法　**現代の流派**

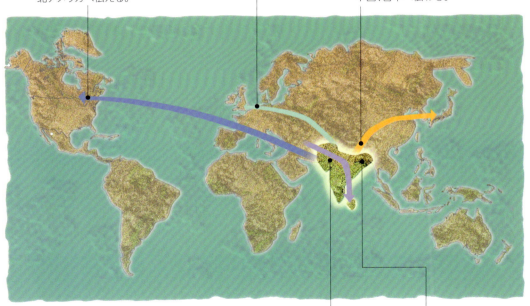

1893年：ヴィヴェーカーナンダ師がヨーガを北アメリカへ伝える。

1800年代：ヨーロッパ人がヨーガの出典を翻訳する。

紀元前500年：ヨーガがチベット、中国、日本へ伝わる。

紀元前1000年：ハタ・ヨーガがインド北部で起こされる。

紀元前300年：タントラ・ヨーガの行法がインド北東部で生まれる。

ヨーガの普及
現代ではヨーガはインド亜大陸の範囲を超えて東方へ広がり、西方にまで及んでいます。今日、全世界におけるヨーガの人気のほどをみると、さまざまなプレッシャーを感じざるを得ない21世紀の生活には、ヨーガが適切であることが、わかります。

21世紀のヨーガ

医術として始まったヨーガの目的は、絶対的な完全や一致といったものへの道をたどる個人の旅の妨げとなる、心と体の不調和を拭い去ることでした。心と体が調和を欠くと、体に柔軟さがなくなったり、病気になったり、心に不平や不安が表われたりするからです。ヨーガの賢人たちは何世紀もの時代を超えて、穏やかに体を伸ばしたり動かしたりすることで、あるいは次第に心を静めてくれるゆっくりとした周期的な呼吸や、心を集中させて行う心象形成や瞑想などの技法をおこなうことで、心と体の調和を保ち、心を落ち着かせる方法を見つけたのです。

現代人の心を動かすヨーガ

まさしく古代のように、現代もまた人びとは自分たちの体を顧みず、不当に扱い、そして病気になっています。人びとは不満を抱き、いらいらし、そして幸せでなくなっています。ヨーガが実際的な意味を持ち続けているのは、現代社会の生活における困難に対する何らかの答えを得ることができるからです。今日人気があるのは、アイアンガー・ヨーガのような、体を伸ばすことと動かすことに焦点をあてた流派や行法です。私たちは1日の大部分を座って過ごしています。リラックスしている

心的な治療(ヒーリング)
ヨーガは21世紀に生きる
人びとの心的な疲労を
少しずつ消し去ってくれます。
そして心の安らぎと
充実感を与えてくれます。

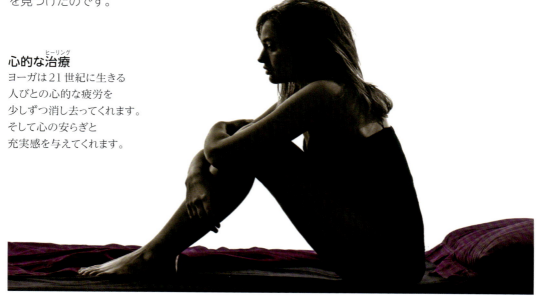

ときばかりでなく、旅や仕事のときも座っていることがほとんどです。けれども骨や関節や筋肉を伸ばしたり、動かしたりしないと、体は衰えていきます。ヨーガは、こわばった腰や首や手足の本来の柔軟性を取り戻します。そして極度の緊張や心的外傷の後の体を癒し、定期的に続けることで、健康を保ち、病気を防ぐことができるのです。

現代生活のスピードや、日常生活における競争、あるいは過密な光景に抵抗をおぼえる人びとはどこにでもいます。そういった人びとの多くは、心と体が受けたストレスの影響を軽減させるために、ヨーガに救いを求めます。アメリカの〈メニンガー・インスティチュート〉や社会的信用のある他の医療研究センターがおこなった実験では、呼吸と心象形成、そして意識の集中といった3つを組み合わせることによって、ヨーガ行者の心拍数や血圧が下がることが明らかになっています。

ヨーガは全体論的な運動であり、単に体を使うだけの運動体系ではありません。ヨーガを始めるときは、心と体の力を利用し、神経を静めて体の器官を落ち着けてください。そうすることでストレスが減り、体の機能を正常な状態に戻すことができるのです。プラーナヤマと呼ばれる周期的な呼吸法や瞑想といった手段をもちいることで、この治癒のプロセスの効果を高めることができます。これはハタ・ヨーガの重要な要素であり、アイアンガー・ヨーガにおいては、プラーナヤマや瞑想は、いくらか経験を積んだ生徒にのみ指導します。

ヨーガの練習

　近年人気のあるほとんどの運動体系とは対照的に、ヨーガは費用や準備がほとんど必要ない、ミニマリズムの技芸です。皆さんご自身の体には、皆さんにとって本当に必要な装備がすべて備わっています。特別な服を買ったり、装備を使う必要はなく、またどのような場所でおこなっても構いません。

　本章では、ヨーガを練習するうえでの基礎的な事項を説明します——練習に適した場所や頻度、時間、それから特別に注意を払わなくてはならない体の各部、さらには呼吸と休息の本質的な要素についてなどです。けれどもヨーガは、体と同じくらい心を伴う全体論的な技芸です。本章の最後には、どのようにヨーガをおこなえば、皆さんがご自身の心や個人についての理解を深めることができ、その隠された心の次元を探求することができるかについても、説明しています。

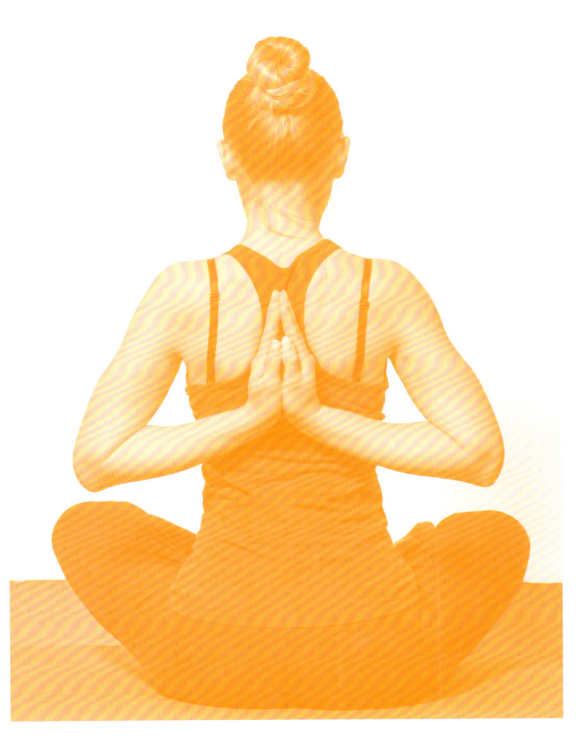

準備

ヨーガをまったくはじめておこなう方で、自宅での独習、あるいはヨーガ教室に通う合間に練習をする場を必要としている方に最初に考えていただきたいのは、できるだけ邪魔されずに体を伸ばすことができる場所を見つけることです。陽気が暖かければ、戸外で練習をしようと思うかもしれませんが、暑い太陽の日差しを浴びながらヨーガの練習をするのは賢明ではありませんし、人や車の往来やビルの建設などが原因で、気も散ってしまいます。現代の家族が住む家では、電話や玄関のベル、あるいは家族の面々に邪魔されることのない場所を見つけるのは、なかなか難しいかもしれません。けれども、自分の寝室や浴室、暖房具や掃除機などの収納や洗濯などの作業にあてる便利室、仕事部屋、書斎などを使うことを考えてみましょう。ドアには「ヨーガの練習中」と張り紙をしておきましょう。

練習に必要なこと

理想的なのは、まったく何もない部屋を選んで練習ができることです。どんな方向にも体を伸ばせるよう十分な床面積と天井までの高さ、そして左に示されているようなアイテムが必要となります。

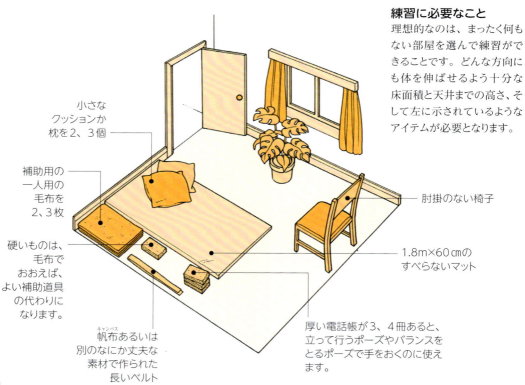

- 小さなクッションか枕を2、3個
- 補助用の一人用の毛布を2、3枚
- 硬いものは、毛布でおおえば、よい補助道具の代わりになります。
- 帆布(キャンバス)あるいは別のなにか丈夫な素材で作られた長いベルト
- 肘掛のない椅子
- 1.8m×60cmのすべらないマット
- 厚い電話帳が3、4冊あると、立って行うポーズやバランスをとるポーズで手をおくのに使えます。

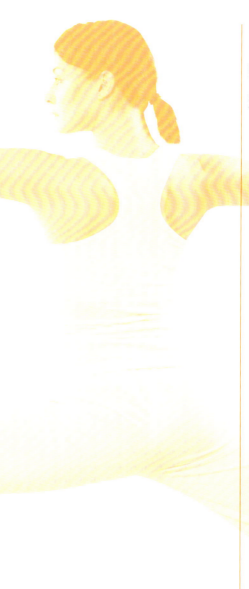

時間をとる

　好きなだけ練習してかまいませんが、定期的に続けることが大切です。はじめのうちは過剰な野心をおこしてはいけません。週の決まった日の決まった時間に練習の時間を取っておき、その週ぎめの日を規則正しく守ることがもっともよいと思われます。はじめは30分ほどおこない、できるようになったらより長いセッションに取り組んでください。毎日早朝や寝る前などの短い時間に練習をすることを好む方もいれば、週に1度長いセッションをひとつおこなう方が好きな方もいます。

　ヨーガには強要されたルールはごくわずかしかありません。ポーズのなかには消化機能を助けるものがあり——たとえば、食事をしたあとすぐに床でおこなうヒーローのポーズを練習することもできます。けれども、これはどのポーズにも当てはまるわけではありません。実際的な目安として、きちんとした食事を取った後は4時間、間食のあとは2時間、練習しないようにしましょう。

　ヨーガをするときは、体を楽に伸ばせるような着心地のよい服を着てください。たとえば、Tシャツとスパッツ、レオタード、あるいはジョギングパンツとスウェットシャツのようなものです。練習は裸足でおこなってください。髪の長い方はきちんと結んで、視野がさえぎられないようにしましょう。

体

ヨーガの練習をおこなうには、体の各部がどのような働きをするか詳しい知識が必要なわけではありません。けれども背骨や骨盤、肩甲骨などがどのような位置関係にあり、そしてどのような動きをするのかを知っていると役に立ちます。このごろでは、たいていの人びとが日々の大部分の時間を座って過ごす傾向にあります。仕事で外回りをするときも、そして働いている時間の大部分も座っています。映画館、バー、レストランでも同様です。手足を伸ばすことはほとんどなく、長い距離を歩きたいと思うようなものもほとんどありません。こうした結果として、人びとは姿勢が悪くなり、健康に影響が出ているのです。ヨーガのアーサナをおこなって体の部分をすべて伸ばすことで、背骨にかかる重力の影響を阻止し、さらにすべての関節が本来持つ動きの範囲を取り戻すことができるのです。

骨盤

骨盤は体のかなめです。
英語の「骨盤」という単語は「たらい」を意味し、
腹部の器官を支えるように形作られています。
上半身の重さは、無名骨（寛骨）を媒介として、
脚や足へ伝わります。どのヨーガのポーズをおこなうにも、
骨盤が正しい位置にあることがもっとも重要です。

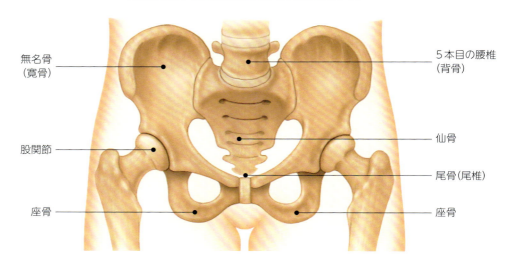

正しい姿勢

座骨を床の方へ下に向かって伸ばしながら、腰を頭の方に持ち上げると、骨盤の位置が正しくなります。そして骨盤をその位置においたまま、尾骨を引っ込めてください。

前に傾いている状態

お尻を突き出すようにすると、骨盤が前に向いてしまいます。このような姿勢をとると、腹部の器官が骨盤からこぼれてしまい、腹部や腰の筋肉に重圧がかかってしまいます。

後に傾いている状態

腰部のくびれの曲線が平らになってしまうまで、骨盤を後ろの方に傾けすぎないでください。このような姿勢をとると、背骨が正しい配列にならず、しかも腰に負担がかかって、歩き方も不自然になります。

背骨

健常な背骨はまっすぐではなく、3か所で自然な曲線を描いています。背骨は33本の脊椎で構成されており、それぞれの脊椎のあいだにはクッションの役目をする軟骨の椎間板がはさまっています。

ヨーガの練習 体

- 首の7本の頸椎
- 12本の胸椎
- 5本の腰椎
- 5本の仙椎（ヒューズド椎骨）
- 尾骨（尾椎）（4本のヒューズド椎骨）

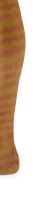

呼吸法と緩和法（リラクゼーション）

呼吸には心的な、そして身体的な作用があり、心と身体を結合させるものです。通常の速さで呼吸をすると、酸素や他の栄養分を含む血液が作り出され、それによって体と脳が機能しつづけます。速い呼吸や過度呼吸（ハイパーベンチレーション）をすると脳への酸素の供給が減り、めまいや異常な心臓のリズム、精神的な緊張状態、パニック、あるいは一時的意識喪失（ブラックアウト）を起こします。ゆっくりとした呼吸をおこない、本来のリズムに戻すことで、落ち着いた、正常な機能を回復させることができます。

よい呼吸の習慣

正しく呼吸をすることを忘れないようにすることが、すべてのヨーガのポーズの重要な要素です。初期の段階では、よい呼吸の癖をつけることに焦点を当てます。プレッシャーのある生活を送っている人びとは、緊張していることをあらわしているかのようにしばしば浅い呼吸をする癖があります。ヨーガはその性癖を止めさせて、正常な呼吸のパターンに戻すための手助けをします。

アーサナの手引きのなかには、「普通に呼吸をすること」という注意がひんぱんに出てきます。これはわかりきったことのように思われるかもしれませんが、動きに集中しようとしているときは、自然と呼吸を止めてしまうので、こういったときに気をつける必要があるのです。風邪、あるいは鼻腔に問題があって鼻の管の通りが悪い場合は、口で呼吸をしなければなりませんが、通常は、呼吸は鼻でするべきです。

息を吸ったり吐いたりするタイミングは、それ

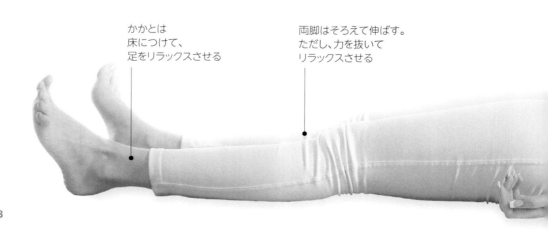

かかとは床につけて、足をリラックスさせる

両脚はそろえて伸ばす。ただし、力を抜いてリラックスさせる

ぞれのポーズについて解説されている写真の説明文のなかに指示されています。たいてい、息を吐くのは力を発揮するとき——たとえば、持ち上げたり、曲げたりするときです。息を吸ってから、動きをおこなうときに息を吐き、それから通常の呼吸をします。

呼吸法と緩和法(リラクゼーション)

体を伸ばし、周期的な呼吸をすることで、体と心はリラックスします。リラクゼーションはヨーガのなかで必要不可欠なものです。セッションは、静かな姿勢——たとえば、ただ脚を組んで座るなど——いくらか静止した状態から始めるべきであり、より集中力を要するポーズは、ただ立ったり、膝を曲げたり、横になるといった、休息を少ししたあとにおこなうべきです。

死体のポーズ
シャヴァ・アーサナIについては、64~65ページで詳しく分析されています。特別なストレスや緊張を感じているときに、体と心をリラックスさせるのに役立ちます。

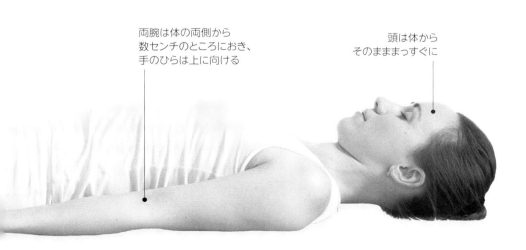

両腕は体の両側から数センチのところにおき、手のひらは上に向ける

頭は体からそのまままっすぐに

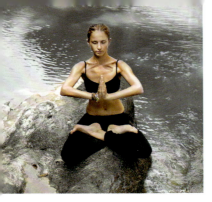

精神的な結合
「ヨーガ」という言葉は個人と世界とのあいだの、自我を超えた精神的な結合を意味します。

心と精神

アーサナをおこなうことと呼吸を整えることを学ぶことは、心を穏やかにし、そして気持を集中させることを学ぶことにもなります。これらの技能を熟達させると、自分自身を前進させるのに役立ちます。集中とは、特別な思考や行動に焦点を当てる能力です。ヨーガは皆さんの注意を体的な何か、つまり姿勢に向け、しばらくのあいだその注意を保ちます。こうすることで、運動しながら集中力を向上させることができるのです。人びとが送る毎日の生活のなかのもっとも大きな問題のひとつに、集中しなければならないということがあります。ヨーガはこの点で大いに役立ちます。しかも、集中する能力を成就することは、生活のなかに瞑想を取り入れることよってヨーガの精神的な広がりを探究する道の、最初の一歩なのです。

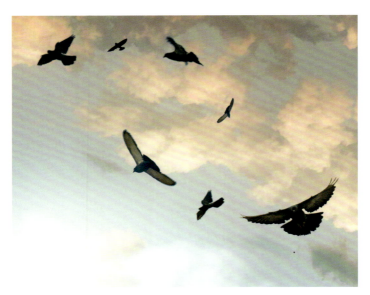

自由な精神
ヨーガの究極の目的は、肉体という制限から心を解き放し、精神に新しい意識レベルを探究させることです。

集中するの練習

ヨーガを練習するときは、体が作り上げている動きのなかに、すべての存在を含めます。ヨーガが動きを通じた瞑想の形であると言われるのはそのためです。脚を組んで座るポーズのような休息を与えるポーズは、集中力を高めるのに理想的です。簡単そうに見えますが、たとえば膝の位置を決めたり、上の方へ体を伸ばしつづけるなど、非常に細かい姿勢にまで心を集中させる必要があります。

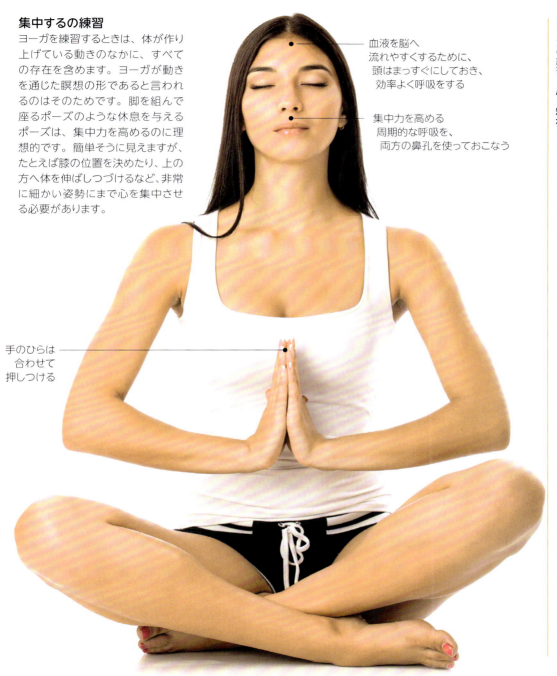

血液を脳へ流れやすくするために、頭はまっすぐにしておき、効率よく呼吸をする

集中力を高める周期的な呼吸を、両方の鼻孔を使っておこなう

手のひらは合わせて押しつける

ヨーガの練習 心と精神

31

感情と抑制

ヨーガを練習することは、生活のなかに穏やかな場を作るということです。わずかな時間、悲観的な感情を静めさせて、心と体の本来のリズムに再主張させるのです。ヨーガは、突然激しく感情が外に出るような、精神が動揺する機会を与えるのではなく、集中して激しく体を伸縮させながら、激しい感情に穏やかな身体的な解放を与え、そして精密な動きと的確な姿勢に注意を向けることによって、心を偏向させます。その結果、怒りや憤慨、耐えがたい精神の高ぶりといったものが放散され、心が穏やかになって精神的苦痛や心的不安が抑えられるのです。ヨーガの練習を集中しておこなった後には、心と体にゆったりとした静穏な感情がいっぱい染み込んでいます。

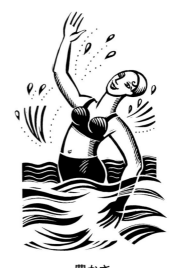

豊かさ
ヨーガは精神的な生活を豊かにし、
幸福というものは外部の出来事には
少しも依存しないことを教えてくれます。

心の静穏

　心の静穏を取り戻す能力は、ヨーガがますます拡大する不穏な社会に送るすばらしい贈り物です。人びとは生活のなかのあらゆる局面でたまっていくストレスに対処しなければなりません。いつかは、大勢の人びとがこうした原因で起こる感情的な混迷に負け、うつ病や、人間関係の崩壊、さらには、路上での逆上といったような強度の激発がますます頻繁に起こり、犯罪の発生率が上昇する結果になることもにもなりかねません。精神的な調和を発散する、気持が平穏な人は、緊張した状況のなかで他の人たちに穏やかさと安堵感を伝染させるのです。

　アーサナの練習は、自己自制をはたらかせることを学ぶ方法でもあります。ヨーガではまず体をコントロールすることを教え、それから呼吸をコントロールすることを教えます。こうするこ

とで集中すること——思考パターンをコントロールすること——を学ぶことができ、さらには感情的な自制をなし遂げる手助けにもなります。長期的に、ヨーガには感情に動かされやすい生活のすべてを均一化する効果があります。ヨーガを練習する人びとは、感ずるのを止めることはしません。けれども人生における失望によって消極的な感情をいだくことや、苦悶に悩まされること、富や成功、そして幸運のような外部からの要因に幸福をゆだねることなどはより少ないでしょう。つねに必要だった興奮や喜悦、スリルなどは、精神的な平和と満足に取って代わっていきます。

　このように感情が発展した段階に達すると、プラティヤーハラに達したことにも、あるいは五感の支配から解放されたことにもなります——これは、賢人パタンジャリによって詳述されているヨーガの教えの第5段階にあたります。プラティヤーハラの状態に達することは、ヒアナや瞑想といった本格的な練習を始める段階にまできており、それらをおこなうことで、サマディヒの状態や、絶対的な意識や精神とひとつになることができるかもしれないということを意味しています。これはヨーガのすべての分派、そして流派が目標としていることです。

基本的な
ポーズの
練習

　この章には、10のポーズが図解されて説明されており、順番に最後まで続けていくと、ヨーガへのよい入門となります。これらの10のポーズを通して練習すると、およそ20分から30分で終了するようになっています──9ページの注意事項を読んでから練習を始めてください。このプログラムを週に2、3回、足や腕をはじめとする体の各部分が正しい位置にあることに集中しながら、与えられた順序でステップを進めていけば、筋肉が強くなり、関節がより柔軟になって自信を得られるようになるでしょう。すべてのヨーガの練習と同様、これらのポーズも、死体のポーズで5〜10分完全にリラックスしてから終わります。

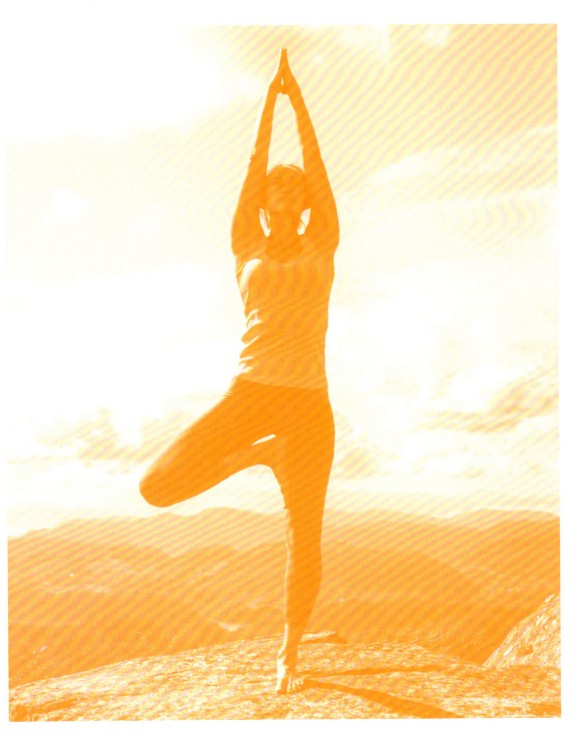

ヨーガを始めるにあたって

こ れより先のページでは10の基本的なヨーガのポーズを紹介します。座っておこなう、あるいは横になっておこなうポーズから始まり、タダ・アーサナ――山のポーズ――で立っておこなうポーズの分析に進みます。正しく立つことを学ぶと、姿勢が改善され、前かがみの姿勢によってたびたび発生する体じゅうの筋肉と節ぶしの痛みやひどい疲れがなくなります。タダ・アーサナを基本とした、立っておこなうポーズは、脚と背骨が伸び、そのうちに体全体が強くなります。

一歩一歩着実に

この最初の10のポーズは、順序どおりにおこなえば、初心者にとってはすばらしい最初の講習となります。それぞれのポーズを最初から最後まで着実におこなってください。写真の説明文に書かれた指示どおりにおこなえば、無理をしないでポーズを完成させることができます。したがってできるだけ厳密にそれらの指示にしたがってください。そして最後のところでできるだけ長いあいだ体を伸ばしつづけていると、気持がよいです。

三角のポーズや体の側面を傾斜させて伸ばすポーズ、立ち木のポーズ（p.46-53とp.58-61を参照）などは、最初に一方の側面でおこない、

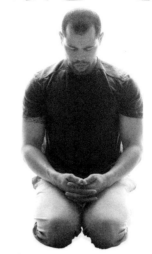

ポーズのあいだに休息する
体を激しく伸ばしたあとは、
違う姿勢でしばらく休みましょう。
立って、あるいは膝を曲げて前屈をおこなうか、
2、3秒タダ・アーサナで立つとよいかもしれません。

そのあともう一方の側面でおこないます。たとえば、三角のポーズでは、最初に右側に体を曲げ、そのあと左側に曲げます。そして38ページの脚を組んで座るポーズでは、右のすね（膝からくるぶしまでの側面）を左脚のうえに交差させ、それから左のすねを右脚のうえに交差させます。急いでポーズをおこなわないでください。それぞれの動きをゆっくりと、自分の速さでおこなってください。ポーズのなかで、完全に体を伸ばすことがむずかしい場合は、無理に不慣れな姿勢をしないようにしてください。長いあい

だ動かしていなかった関節や筋肉は、おそらくは最初動きが鈍く感じられるかもしれません。ですから、もし何らかの動きや姿勢をしたときに痛みを感じたら、ただちに止めてください。

　守るべきことは、つねに自分の出来る範囲でおこなうこと。気持ちのよい範囲でできるだけ先まで伸ばしてから、休息すること、です。2度目におこなうときは、さらに少し先まで体を伸ばすことができるかもしれません。

ポーズを終わらせる

　ポーズは、はじめたときの姿勢に戻るまで逆の順番にすべてのステップをおこなって終わります。本章では連続したポーズの最後に、数分間完全に体を休息させるため、死体のポーズ、シャヴァ・アーサナをおこなうようになっています。この休息のポーズは、今後も毎回の練習を楽しく終わらせてくれるはずです。

呼吸のこつ

ヨーガのポーズは、つねに通常の呼吸をしながらおこなってください。

● 動きに集中しているときも、息を止めないでください。

● 体を伸ばしたり、力を入れる動きをする前には、息を吸いましょう。そして息を吐きながら動きましょう。

● 花粉症、風邪、あるいはそれ以外で鼻腔に問題がある場合以外は、つねに鼻で呼吸をしましょう。

● 練習の終わりに死体のポーズで休んでいるときは、音をたてずに呼吸をするよう意識し、そのリズムに集中しましょう。

座っておこなうポーズと、横になっておこなうポーズ

このページで紹介する、ただ脚を組んで座るポーズは、**スクハ・アーサナ**といい、座っておこなうポーズの基本になります。定期的に練習すれば、背骨がまっすぐに伸び、股関節がより柔軟になります。右ページのポーズの名前は、**スプタ・タダ・アーサナ**、または「横になっておこなう山のポーズ」といいます。矛盾した名前のように聞こえますが、これはマットのうえに横になっておこなう基本的なおきまりの姿勢です。背骨の下側の部分をよく伸ばして、ゆるめることができます。

脚を組んで座る

1 姿勢よく座り、両手をお尻の両側におきます。両脚は前に伸ばして、つま先を上に向けます。脚と手を押し下げて、背骨を上げます。そして左脚を曲げてから、右脚を曲げ、右のすねを左脚の向こう側へ交差させます。

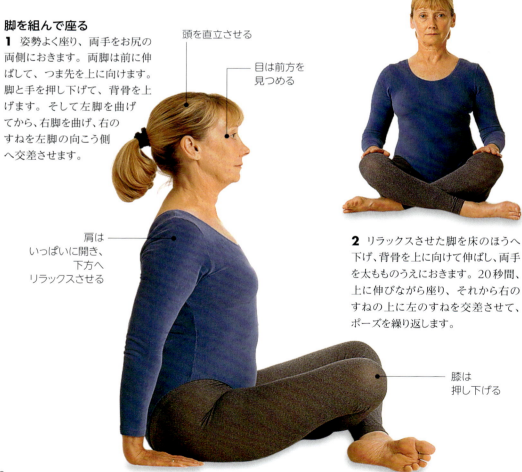

頭を直立させる

目は前方を見つめる

肩はいっぱいに開き、下方へリラックスさせる

2 リラックスさせた脚を床のほうへ下げ、背骨を上に向けて伸ばし、両手を太もものうえにおきます。20秒間、上に伸びながら座り、それから右のすねの上に左のすねを交差させて、ポーズを繰り返します。

膝は押し下げる

横になって体を伸ばす

1 両脚をまっすぐにして横になり、足の裏を壁に向けます。手のひらを下にむけて腕を体の両脇へおきます。

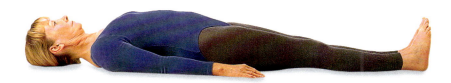

2 両脚を曲げ、膝を折り曲げて胸のほうへ引き上げながら骨盤の位置を調整します。かかとが床に触れ、足の裏が壁を押すまで脚をまっすぐにしましょう。

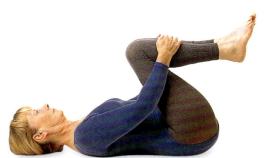

3 両腕を上げ、手の甲が床に触れるまで頭の上で後退させます。両脚を押しつけ、股間から指先までと、背骨の下側から足までを伸ばします。20秒間伸ばしたままにし、それから休息します。

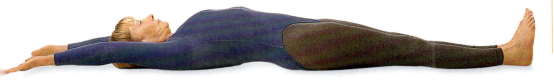

床でおこなうポーズ

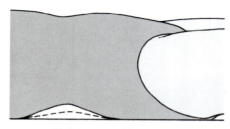

背骨を正しい位置にする
横になったとき、背中の下の部分に空間ができると、動いたときにその部分に負担がかかるかもしれません。隙間を少なくするために、膝を胸のほうに持ち上げてから、脚をまっすぐにしましょう。

膝を正しい位置におく
発泡プラスチックのブロックや折りたたんだブランケットに座ると、骨盤の高さが引き上げられ、それによって、膝を正しい位置にすることができます。脚を組んだとき、膝はマットから腰角と同じ距離になっていなければなりませんが、はじめはそうすることは難しいかもしれません。高い位置に座ると、膝を低く下げていくのが簡単です。膝がよく曲がらない場合は、折りたたんだブランケットのうえでおこなってください。

仏陀が蓮のポーズ——それぞれの足を反対側の太もものうえに置いたポーズ——で座って瞑想をしている絵が、しばしば描かれています。けれども、蓮のポーズは、39ページで紹介した、たんに脚を組んで座る姿勢のように、座っておこなうたくさんのポーズのなかのひとつであり、ほかにももっと簡単にできるポーズがあります。ここでは、すべての座るポーズと同様に、背骨の下のほうの部分をまっすぐにして、上方に伸ばすことが必要です。はじめのうち腰の下のほうを持ち上げるようにするのが大変な場合は、3、4回折りたたんだブランケットのうえか、発泡プラスチックのブロックのうえに座っておこなってください。背骨を伸ばしているとき、背中の筋肉を支えてくれます。

横になっておこなう体を伸ばすポーズの分析
ただ床に横になることは、あまりに簡単なことすぎて分析する必要がないように思われますが、下に示された細かな注意点に気をつければ、体を満足いくように伸ばすことができます。

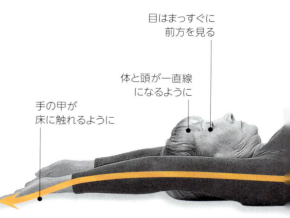

目はまっすぐに前方を見る

体と頭が一直線になるように

手の甲が床に触れるように

基本的なポーズの練習　床でおこなうポーズ

横になっておこなうポーズ

ヨーガのポーズにはマットのうえで横になっておこなうものがたくさんあります。39ページで紹介した横になって体を伸ばすスプタ・タダ・アーサナというポーズは、体全体を伸ばすすばらしいポーズです。座骨（p.26-27を参照）を足のほうに向かって押しつけ、脚と踵を床に下ろして、足で壁を押しながらお尻から頭まで、そして脚の端から端までを伸ばします。

気をつけるポイント

- 座った状態、あるいは横になった状態で、手の方向に伸ばす場合は、あばら骨の下のほうが突き出ないように、胸郭は自然な配列にしておきましょう。
- 座骨は、座っておこなうポーズでは床に向けて下へ伸ばしたままにし、横になって体を伸ばすポーズでは、足のほうに向けて伸ばしたままにしましょう。そして同時に腰角を頭のほうに引き上げるようにしましょう。
- 背骨を上にむけて伸ばしているときは、肩は下へ向けてリラックスさせながらもいっぱいに開き、肩幅を胸郭と平らにしておきましょう。

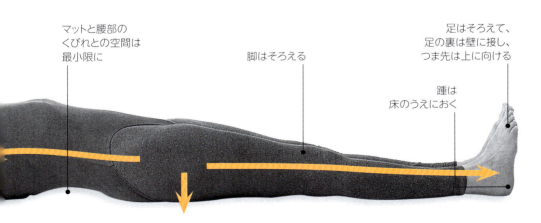

マットと腰部の
くびれとの空間は
最小限に

脚はそろえる

足はそろえて、
足の裏は壁に接し、
つま先は上に向ける

踵は
床のうえにおく

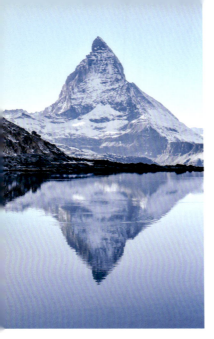

山のポーズ

ヨーガの立つ基本的なポーズは、
山のように直立して静止した状態で立つことから
タダ・アーサナ、あるいは山のポーズと呼ばれます。

立っておこなうタダ・アーサナ は、

立っておこなう山のポーズともいい、屋内でも屋外でも、電車を待っているあいだや、たとえば線の上に立っているときでも、練習することができます。このポーズは、正しい姿勢の基本であり、よい健康状態の基礎となります。タダ・アーサナの姿勢で立つ習慣をつけると、悪い姿勢が直って、腰や関節の痛みを消すことができます。その結果、体全体がより健康的に、そしてより軽く感じるようになります。またほかのすべてのヨーガのポーズに対する理解も深まります。

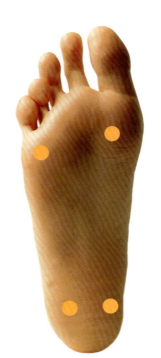

バランスをとるポイント

両方の足を広げ、縦と横に広げて指先を前方に伸ばし、そしてこの図に示された、バランスを取るポイントとなる足の裏の4か所で、均等に体重のバランスをとってください。

基本的なポーズの練習　立っておこなうタダ・アーサナ

胸郭は
通常の位置にしたまま、
胸骨を持ち上げ、
胸の上部と肩のあたり
全体を伸ばす。
肩を後方下部に動かし、
肩甲骨を平らにする。

首は背骨と頭が
一直線になるように
まっすぐに立て、
あご先は床と平行にする。
目は前方に向ける。
この体勢のまま20秒間。
呼吸はゆっくりと。

脚を上方向に伸ばし、
胴体をお尻から
持ち上げる。
座骨は下にむけて伸ばす。
太ももを後ろに
押しつけるようにして
太ももの筋肉を締める。

はじめに足の位置を決める

タダ・アーサナを始める際は、まず足の位置と、それから床へ向かって体重を落とすようにすることを考えてください。それから脚、お尻、体、肩、最後に頭の位置を決めながら体の準備をおこなっていってください。姿勢を保っているときは、山のように直立し、ぐらつかないようにしなければなりません。

足をそろえて立つ。
両足の裏のふくらんだ
部分と踵に体重を
均等に配分する。
両足の親指、踵、足首、
膝をつけ、腕は体の
側面にそろえて楽にする。

43

姿勢を改善する

直立した背骨はよい姿勢の基本ですが、これは背骨の柔軟性をなくし、硬直させなければならないという意味ではありません。正しく一直線に並んだ背骨とは、骨盤の後ろ側の基盤となる盾の形をした骨、仙骨から上に伸び、3か所で自然なカーブを描いている状態です（p.26-27を参照）。

骨盤の位置を調整する

このまっすぐに立つ姿勢の秘訣は、明らかに骨盤を正しい位置にすることです。仙骨から背骨を持ち上げるためには、骨盤が適切な位置になければなりません。したがってすべてのヨーガのポーズをはじめるときは、骨盤の位置を確認し、調整するのがもっともよいやり方です。この点を42～43ページで紹介した山のポーズで確認してください。座骨を床に向けて伸ばし、体の前面を腰角から持ち上げます。

腰の筋肉が弱い場合は、骨盤が前方に傾いている傾向にあるので、お尻からではなくウエストから持ち上げるようにします。地道に山のポーズ──タダ・アーサナ──を練習していれば、そのうち背骨を支えている筋肉が強化されて、この弱点を矯正することができ、立つポーズや座るポーズをする際に補助道具を使わずにお尻から持ち上げることができるようになるでしょう。

体を安定させる

足のかかとと足前部のキーポイント（p.42を参照）に体重を均等に配分してポーズを始めると、体が安定します。バランスを失わないように土踏まずを持ち上げ、そして脚を上に伸ばす際にも安定させたままです。骨盤から胴体を持ち上げて胸角を引き上げ、腰骨の下のほうの位置を調整してください。このポーズを日課の一部にすれば、どんな腰の痛みもすぐに消えるでしょう。

気をつけるポイント

● 脚をまっすぐにするときには、膝頭を持ち上げたり、脚の筋肉を上に持ち上げたりして膝を締めないようにしましょう。

● お尻は、距骨と一直線になるように後ろにしておきます。

● 腹部を引っ込めないように。骨盤の前面を持ち上げると、腹部は背骨のほうへ向かって後方へ動きます。

基本的なポーズの練習 姿勢を改善する

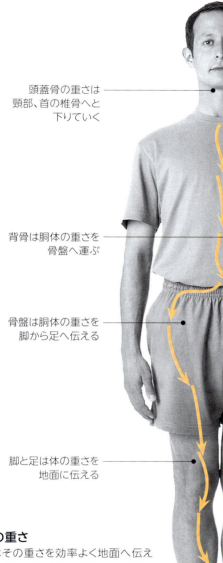

頭蓋骨の重さは頸部、首の椎骨へと下りていく

背骨は胴体の重さを骨盤へ運ぶ

骨盤は胴体の重さを脚から足へ伝える

脚と足は体の重さを地面に伝える

胴体はお尻から持ち上げ、背骨を仙骨から頭蓋骨まで上に伸ばす

脚は土踏まずから股関節まで上方向に伸ばす

体の重さ
体はその重さを効率よく地面へ伝えるように設計されています――左側の矢印を参照。背骨は胴体の重さをその基盤である仙骨へ伝え、さらに下肢帯のあたりで腰角へと伝えられます。こうして、体の重さは脚から足へと下へ移動していきます。

筋肉の動き
タダ・アーサナで正しく立ったり、座ったり、動いたりしたときに姿勢が直立していると、筋肉は右側の矢印で示されたように自然と上方向に向かって作られます。これは下向きの力が働く体の重さに逆らっており、背骨と関節にかかる重力の影響を減らす効果があります。

三角のポーズ

ウッティタ・トリコーナ・アーサナ——三角のポーズ——をおこなうと腰と脚の柔軟性が向上しはじめます。立っておこなうすべてのポーズと同様に、山のポーズで始め、体と脚と腕で連続して三角形をつくっていきます。

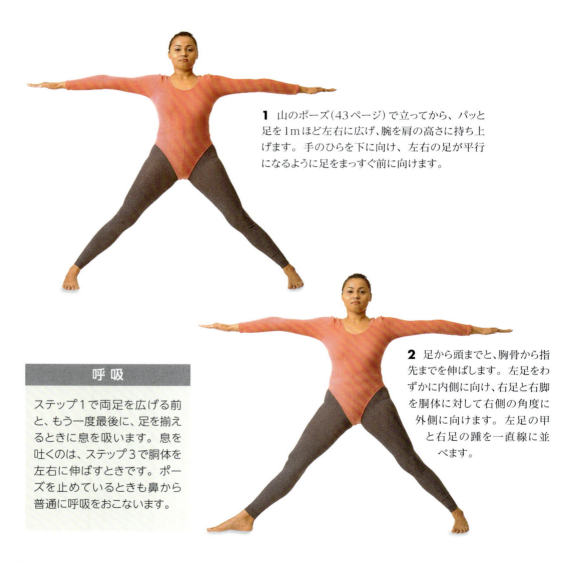

1 山のポーズ(43ページ)で立ってから、パッと足を1mほど左右に広げ、腕を肩の高さに持ち上げます。手のひらを下に向け、左右の足が平行になるように足をまっすぐ前に向けます。

2 足から頭までと、胸骨から指先までを伸ばします。左足をわずかに内側に向け、右足と右脚を胴体に対して右側の角度に外側に向けます。左足の甲と右足の踵を一直線に並べます。

呼吸

ステップ1で両足を広げる前と、もう一度最後に、足を揃えるときに息を吸います。息を吐くのは、ステップ3で胴体を左右に伸ばすときです。ポーズを止めているときも鼻から普通に呼吸をおこないます。

3 息を吸って上に伸び、それから息を吐いて、右手が右側の床と、わずかに右のふくらはぎの裏側に触れるまで、腰から体を曲げます。両脚と胴体を一直線にして、右腕からまっすぐになるように左腕を上に向けて伸ばします。頭は左手を見上げるように上に向けます。10〜15秒間、普通に呼吸をしながら、そのままの姿勢を保ちます。

壁面を使う

背中を壁にあててポーズをおこなうと――この枠の薄い色が壁だと思ってください――肩を後側に保ちやすく、腰と脚、両足と胴体も一直線にしやすくなります。

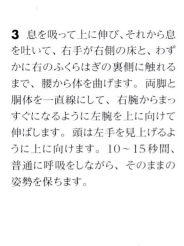
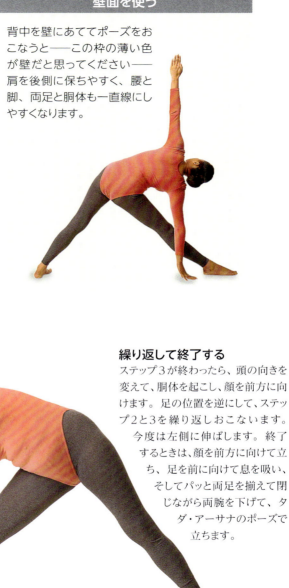

繰り返して終了する

ステップ3が終わったら、頭の向きを変えて、胴体を起こし、顔を前方に向けます。足の位置を逆にして、ステップ2と3を繰り返しおこないます。今度は左側に伸ばします。終了するときは、顔を前方に向けて立ち、足を前に向けて息を吸い、そしてパッと両足を揃えて閉じながら両腕を下げて、タダ・アーサナのポーズで立ちます。

基本的なポーズの練習 三角のポーズ

体を一直線にすることを意識する

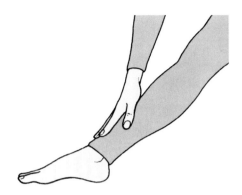

ポーズを習得する
ステップ3で腰から曲げるとき、手が最初は
くるぶしまでしか届かないかもしれません。
その場合は、手を脚の上におき、
それから床に着くまでだんだんと
手を下げていくようにしてください。

体のすべての部位のよい配列は、三角のポーズが鍵となっており、体全体を伸ばすことに依存しています。ポーズは体を伸ばすことから始まります。それはつまり土踏まずから頭骨の頂部まですべての部位を上に向かって持ち上げる、よいタダ・アーサナ（p.42-45を参照）のことです。それから両脚をジャンプして大きく開いたあとに、ちょっと休んでから両足を平行にし、脚を伸ばし、胸骨を持ち上げ、そして肩を後ろ側に下ろしたまま両腕を指先まで伸ばします。

体をいっぱいに伸ばす

体を腰から曲げるまえに、股間から持ち上げて、伸ばしつづけていることが大切です。脚は上方向に伸ばしたまま、座骨（p.26-27を参照）を床に向けて下向きに伸ばし、両方の体側を持ち上げます。そうすれば、手が床に届かなくても、ポーズを完成させている自信を持つことができます。脚と背中を一直線にしているあいだ、椅子の座部や積み重ねた本の上などよりも、脚の上に手を置いて、体を伸ばすことに集中しましょう。三角のポーズを練習していくうちに腰の硬さはすぐにほぐれ、少しずつ手を低く下げることができるようになるでしょう。

気をつけるポイント

- もっとも重要な体側の位置が前方にきてしまうように体を回転させないでください。壁に向けて押すように後ろに回転させましょう。
- 太ももは後ろ側に押していてください。
- 右脚は右側の外側に向けて、左脚のすねは前を向かせていてください。

基本的なポーズの練習 **体を一直線にすることを意識する**

三角のポーズの分析する

46〜47ページの三角のポーズの基本的なステップを1度学んだら、細かな点を勉強する必要があります。上半身を前方に回転させたり、両脚を内側に曲げてしまうのは簡単です。詳細には、ヨーガのポーズ毎にすべての違いが説明されていますので、以下の図解で説明されているポイントを意識して、矢印で示された方向に体を伸ばせば、ポーズを上達させる手助けとなることでしょう。

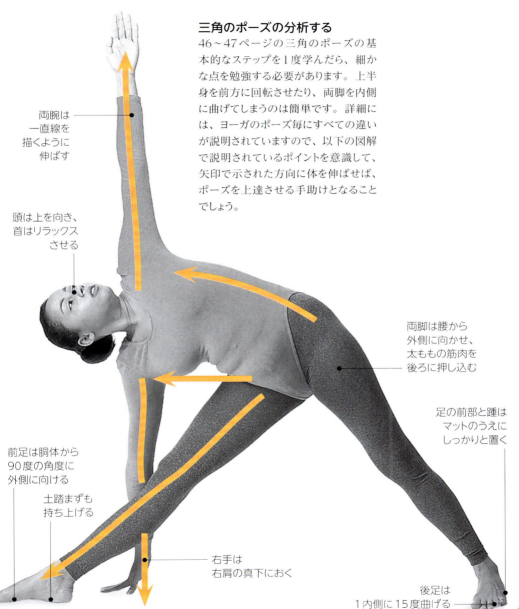

- 両腕は一直線を描くように伸ばす
- 頭は上を向き、首はリラックスさせる
- 前足は胴体から90度の角度に外側に向ける
- 土踏まずも持ち上げる
- 両脚は腰から外側に向かせ、太ももの筋肉を後ろに押し込む
- 足の前部と踵はマットのうえにしっかりと置く
- 右手は右肩の真下におく
- 後足は1内側に15度曲げる

49

側面を傾斜させて伸ばすポーズ

三角のポーズには続きがあり、ここで図解している**ウッティタ・パールシュヴァコーナ・アーサナ**につづきます。体全体で三角形をつくりながら、体側に沿って、足から指先までを伸ばします。このポーズは足首、ふくらはぎ、膝、太ももの調子を整え、正常な位置に調整します。さらにはウエストとお尻を細くすると言われています。

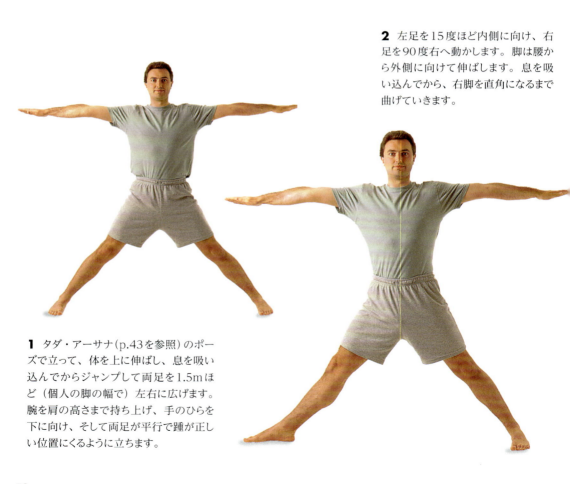

2 左足を15度ほど内側に向け、右足を90度右へ動かします。脚は腰から外側に向けて伸ばします。息を吸い込んでから、右脚を直角になるまで曲げていきます。

1 タダ・アーサナ（p.43を参照）のポーズで立って、体を上に伸ばし、息を吸い込んでからジャンプして両足を1.5mほど（個人の脚の幅で）左右に広げます。腕を肩の高さまで持ち上げ、手のひらを下に向け、そして両足が平行で踵が正しい位置にくるように立ちます。

足を開くときの幅

立っておこなうポーズには、ジャンプして足を1〜1.5mほど開く必要のあるものがありますが、どのくらい足を広げるかは、それぞれの脚の長さによって異なってきます——身長の低い人では90から110cmぐらいが妥当な幅でしょう。脚が長い人の場合は、120〜140cmほどでしょう。

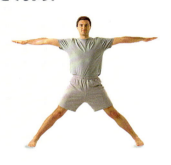

3 胴体を前に向け、両腕を肩の高さに伸ばしたまま、体を伸ばし、胴体を右に曲げていきます。そして右手を右足のくるぶしの近くにもっていきます。左腕は垂直に上に向けて伸ばします。

4 左腕を右に回転させ、腕が耳につきそうなところまで頭の方に向けて動かします。体の左側は足から指まで一直線を描いています。上を見て、10〜15秒間そのままの姿勢を保ちます。

繰り返して終了する

顔を前に向け、上半身を起こしてから、右脚をまっすぐにして両足を前に向けます。体を左側に曲げ、右腕を上に伸ばして、ステップ2と3を繰り返します。

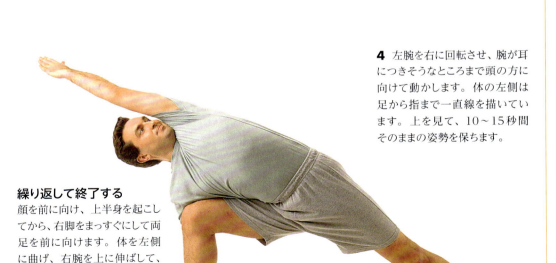

体の側面を伸ばす

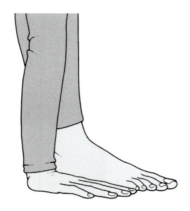

ポーズに取り組む
ステップ2で膝を曲げるとき、
すね（膝からくるぶしまでの前面）は
床に対して90度にならなければなりません。
ステップ3で体の側面を曲げるときは、
右手を右の足首の近くにもっていき、
足と腕を揃えてください。

側面を傾斜させて伸ばすポーズをおこなうと、体の両側を伸ばすことができます。十分な効果を得るには、ステップ1で息を吸って、股間から外側の胸骨から指先までを伸ばしているときからずっと体を伸ばしたままにしていなければなりません。

ステップ2で足の向きを変えるときは、その位置を考えましょう。左足のつま先をわずかに動かし、床を足の外側で押し、土踏まずを持ち上げ、そして左脚を上に持ち上げて、腰から顔までを前方外側に向けます。太ももの筋肉を後側に押し込んでから右足を股関節から外に向けて回転させ、右足を胴体と直角にして、左足の甲と一直線にします。

体の側面を曲げる

上方へ体を伸ばし、両脚も腰から外側に向けたまま、腰から右側へ体を曲げていきます。右の太ももから体の右側面までを伸ばしているときも、胴体が前方を向くようにします。そして右手は右肩の真下にあるくるぶしの近くにおきます。床につけるのが難しい場合は、ひじを太ももにおくか、あるいは右手を右足の横の床においたブロックや積み上げた本のうえにおいてください。そのあと、左腕をまっすぐ伸ばしながら右に向け、上方と右側に体を伸ばしてください。このとき、体の左側面は、左足の外側の縁からまっすぐに伸ばした左脚の線に沿って、腰、胴体の左側面の上部、そして左腕まで、一直線を描いています。

気をつけるポイント

- 頭と肩、胴体、腰は一直線のままを保ってください。肩と胴体を前方に回転させないようにしましょう。
- 足の向きを変えるときは、股関節から同じ方向に脚を回転させてください。足、脚、膝はすべて同じ方向を向いていなければなりません。

側面を傾斜させて伸ばすポーズを分析する

以下の細かい点に注意して、51ページの側面を傾斜させて伸ばすポーズのステップ4をおこなってください。

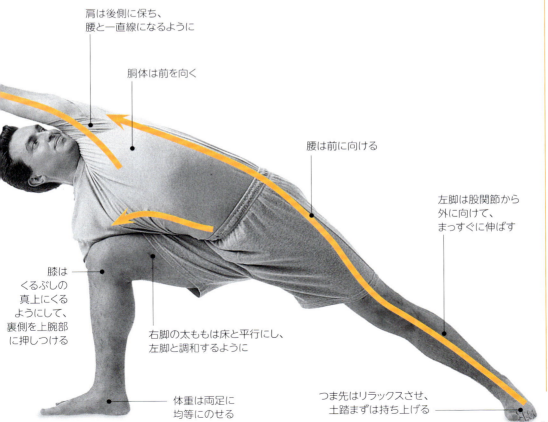

- 肩は後側に保ち、腰と一直線になるように
- 胴体は前を向く
- 腰は前に向ける
- 左脚は股関節から外に向けて、まっすぐに伸ばす
- 膝はくるぶしの真上にくるようにして、裏側を上腕部に押しつける
- 右脚の太ももは床と平行にし、左脚と調和するように
- 体重は両足に均等にのせる
- つま先はリラックスさせ、土踏まずは持ち上げる

前屈

これまで紹介した2つのポーズをがんばって練習した後は、リラックスする必要があります。これから紹介する前屈は腰を休ませるのに、とくに効果的です。本書でいくつか紹介する伝統的な前屈のポーズのなかの最初のひとつです。座りながらおこなうものと、立っておこなうものがあります。両方とも非常に安らぎをあたえるポーズです。

膝を曲げておこなう前屈

1 両足をそろえてマットの上で正座をし、膝を30cmほど離します。かかとのうえに深く座りましょう。両手は腰の横の床におきます。

2 お尻をかかとにつけたまま、腰を曲げ、両腕を前方へ伸ばします。胸は太もものうえに、額はマットのうえにくるようにし、手は手のひらを下に向けて頭のまえのマットのうえにおきます。両腕はリラックスさせましょう。普通に呼吸をしながら、この姿勢を20秒以上保ちます。それから膝を曲げた状態まで胴体と両腕を起こします。

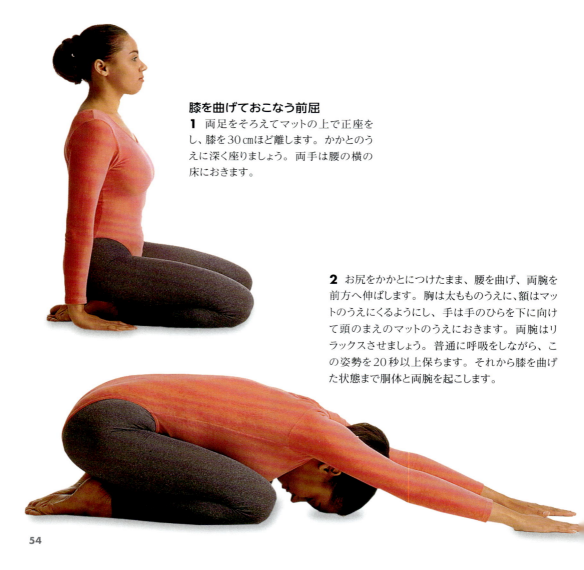

立っておこなう前屈

1 椅子の背から1mほど離れ、両足を30cmほど開いて立ちます。体重は両足の裏側のふくらんだ部分とかかとに均等にのせましょう。両脚をしっかりと伸ばし、息を吸ってから、両腕を頭の上に上げます。そして腰から指先までを持ち上げます。

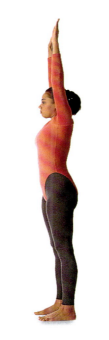

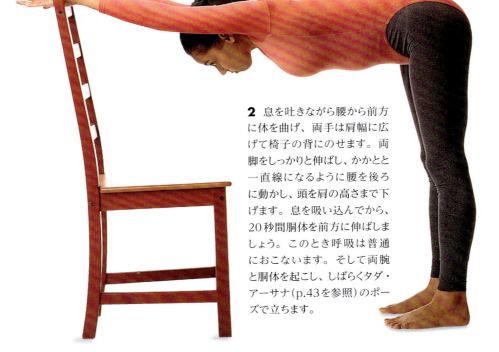

2 息を吐きながら腰から前方に体を曲げ、両手は肩幅に広げて椅子の背にのせます。両脚をしっかりと伸ばし、かかとと一直線になるように腰を後ろに動かし、頭を肩の高さまで下げます。息を吸い込んでから、20秒間胴体を前方に伸ばしましょう。このとき呼吸は普通におこないます。そして両腕と胴体を起こし、しばらくタダ・アーサナ（p.43を参照）のポーズで立ちます。

前屈の紹介

前屈をおこなうと、心が落ち着き、体を休めることができます。頭の高さを上半身と同じ、もしくはそれよりも低い位置にするポーズは、気力を回復させると言われています。また体を伸ばすことで、背骨への加重によって生じる影響を阻止し、椎骨同士を引き離してくれます。膝を曲げておこなう前屈は、1日の大部分を立って過ごすことによって生じる腰痛を軽くすることができます。

はじめのうち膝を曲げるのがつらければ、折りたたんだブランケットのうえに膝をのせておこなってください。このポーズは膝と足をつけておこなうことができますが、膝を離して前屈すると、お尻をかかとにつけたり、額をマットにつけやすくなります。最初、こうしたことが出来なければ、2、3回折りたたんだブランケットや発泡プラスチックのブロックなどのうえに頭をのせるようにしてください。必要ならば、かかとの上にもおいてください。そうすれば深く座ることが出来ます。膝や腰、背骨が硬くてもすぐに柔らかくなり、こうした補助道具は不要になるでしょう。

膝を曲げておこなう前屈を分析する

54ページの膝を曲げておこなう前屈の基本的なステップを1度おこなったら、今度は以下の細かい点に注意しておこなってください。

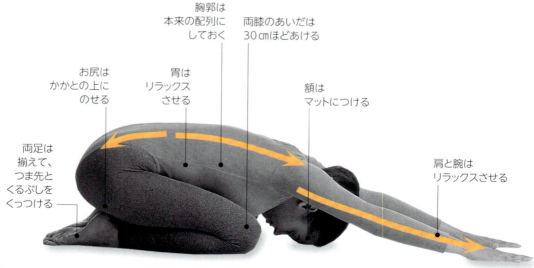

腰から曲げる

　55ページの立っておこなう前屈をすると、太ももの裏側の筋肉と腱がほぐれます。けれども腰の高さまでしか曲げないので、それほど大して、あるいは急速に伸びたりすることはないでしょう。もっとも重要なのは腰から曲げることです。ですから、だいたい腰の高さぐらいの背のついた椅子（あるいは、踏み台やテーブル）を選んでください。椅子が高いと腱はよく伸びませんし、あまり低すぎても腰ではなくウエストから曲げてしまいがちです。脚は痛さを感じない程度に、できるだけ椅子から離れた位置でまっすぐに伸ばしてください。

立っておこなう前屈を分析する
55ページの立っておこなう前屈を上達させるために、以下のポイントに注意しましょう。

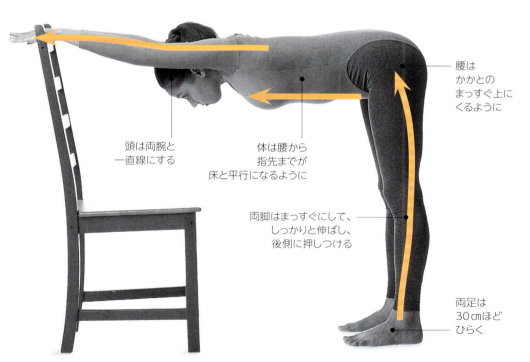

頭は両腕と一直線にする

体は腰から指先までが床と平行になるように

両脚はまっすぐにして、しっかりと伸ばし、後側に押しつける

腰はかかとのまっすぐ上にくるように

両足は30cmほどひらく

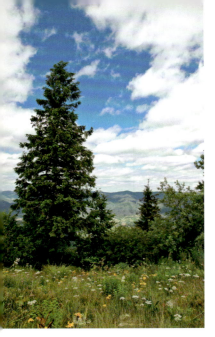

自然からのインスピレーション

立ち木のポーズをおこなうときは、山にある松の木のいちばん上に生えている枝のように、合わせた両手を空の方に伸ばします。

立ち木のポーズ

完璧にバランスを取ることは、ヨーガのあらゆる面の基本です。立ち木のポーズといわれる**ヴリクシャ・アーサナ**にはじめて挑戦するときはぐらぐらするかもしれませんが、へこたれずにがんばれば、足首と脚をまっすぐにすることで、バランスをうまく取れることがすぐにわかるでしょう。もっと自信を持ってバランスを取れれば、心ももっと平静になるでしょう。立ち木のポーズではまた、つま先から頭、腕へと体を伸ばすこともできます。それによって脚の筋肉が強化され、腰がまっすぐになります。

1 しっかりと体を伸ばしてタダ・アーサナのポーズ（p.43を参照）で立ちます。体重を左脚に移動させ、右脚を股関節から外に向けます。膝を曲げて、右手で足首をつかんでください。

基本的なポーズの練習 立ち木のポーズ

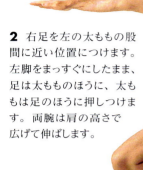

2 右足を左の太ももの股間に近い位置につけます。左脚をまっすぐにしたまま、足は太もものほうに、太ももは足のほうに押しつけます。両腕は肩の高さで広げて伸ばします。

両脚を一直線に並べる

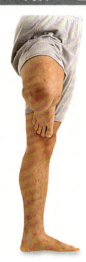

右足の裏を左脚の太ももにつけるとき、左脚をしっかりと伸ばし、右の膝と太ももを後ろに動かして、腰と一直線になるようにしましょう。

3 手のひらを上に向けて息を吸い、息を吐きながら両腕をしっかりと伸ばして、できるだけ両腕を近づけるように両手を頭の上にもっていきます。そのまま10～15秒間静止します。

繰り返して終了する

両腕を下げて、右脚を降ろし、タダ・アーサナのポーズで立ちます。体重を右脚に移動させ、ステップ1～3を繰り返します。今度は左足を右の太ももに押しつけます。そのあと両腕と脚を降ろして、休みましょう。

バランスをうまく取れるようにする

立ち木のポーズでバランスを取るには、はじめにきちんとしたタダ・アーサナのポーズでしっかりと体を伸ばせているかどうかにかかっています。体重を立っている方の脚に移動させるとき、その脚をしっかりと、強すぎるくらいに伸ばしてください。はじめは股関節が硬くて、足を逆側の脚の太ももの上部に持ち上げるのがむずかしいかもしれません。そういう場合は、足を上げてから、足首のあたりにベルトを巻いてそれを持ち上げていることもできます。そのうちに関節はやわらかくなるでしょう。ベルトを使うと両腕を持ち上げることができなくなりますが、体を伸ばしながら直立することはできます。

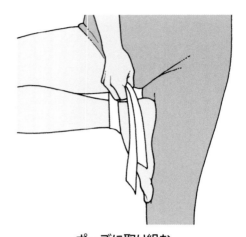

ポーズに取り組む

足を太ももの位置に上げたままにしておくのが大変だったり、腕が短くて足首をつかむことができない場合は、足首にベルトを巻きつけて、同じ側の手でベルトをつかむようにしてください。

バランスを取る秘訣

立っているほうの脚の太ももの股間近くに持ち上げた足を押しつけ、かかとと足の裏で太ももを押すことが、この姿勢でバランスを取る秘訣です。足と太ももの内側が磁石のように作用して、お互いを押しあっている様子を想像してください。座骨をマットの方向に伸ばして、正面の何か動かないものに目の焦点を合わせることでも、バランスを保ちやすくなります。

体をできるだけ伸ばす

バランスが取れたと感じたら、手のひらを下に向けながら両腕をゆっくりと肩の位置まで持ち上げてみましょう（片方の手でベルトを持っている場合は、空いているほうの手を腰にあててください）。顔は正面を見たままで、両腕は手のひらを上に向けて回転させます。息を吐いてから、両腕を頭の上に持ち上げます。姿勢を保っているあいだ、呼吸は普通におこなってください。足から指先までとにかくしっかりと伸ばしてください。体を伸ばすことを楽しみましょう。

気をつけるポイント

- 曲げている足の太ももと膝は
  胴体と一直線になるように後
  方に保ちましょう。

- 腰は水平に保ち、そして正し
  い位置におきます。

- 座骨は下に向けて伸ばしてお
  きましょう。

- 両腕をしっかりと伸ばし、胸角
  を持ち上げるときに、胸郭を
  前方に押し出さないようにし
  ます。

両手のひらを
合わせる

左右の腰を
一直線に並べる

右の太ももと
膝は胴体と
直角にし、
膝は
下に向ける

かかとを
股間の近くにおく

つま先は
下に向かせる

左脚はまっすぐにして、
しっかりと伸ばす

立ち木のポーズを分析する

59ページの立ち木のポーズでバ
ランスを取れるようにするには、
これらの細かな点に注意を払うこ
とが必要です。

体重は足の前側とかかとに
均等に配分する

基本的なポーズの練習　バランスをうまく取れるようにする

脚を伸ばすポーズ

ウールドヴァ・プラサーリタ・パーダ・アーサナは、疲れていると感じていたり、足や脚が痛いときなどの、すばらしい疲労回復薬です。第4章で紹介するより複雑なポーズにも簡単に組み込むことができる、休息をあたえるポーズです。胃腸内のガスを除去するポーズとして推奨している大家もいます。胃の筋肉を引き締め、腹部を細くしたい場合は、壁の支えを使わずにおこなってください。

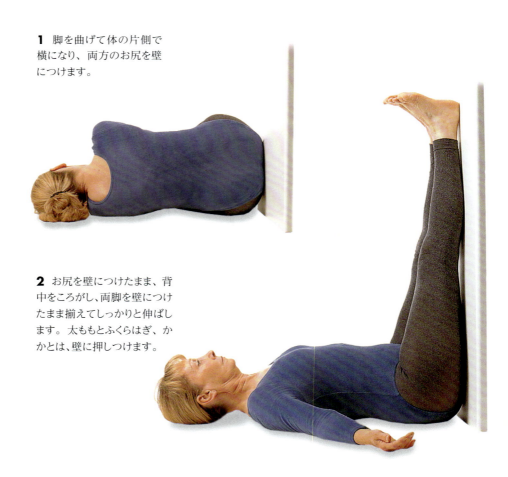

1 脚を曲げて体の片側で横になり、両方のお尻を壁につけます。

2 お尻を壁につけたまま、背中をころがし、両脚を壁につけたまま揃えてしっかりと伸ばします。太ももとふくらはぎ、かかとは、壁に押しつけます。

ポーズに取り組む

背骨全体をマットのうえにおくようにし、お尻とマットと壁のあいだには隙間を作ってはいけません。膝腱が堅いと、脚をまっすぐにしたときにお尻がマットから持ち上がってしまうかもしれません。隙間をあまり空けないようにするために、お尻を壁から少しだけ後ろに移動させて、脚と胴体の角度を広げましょう。膝腱が伸びてくるにつれて、お尻とマット、壁のあいだの隙間は減るでしょう。

3 両脚をしっかりと伸ばし、両腕を上げながら、頭の後ろの床のうえに伸ばします。壁、太もも、お尻、床のあいだの角に隙間ができてはいけません。15〜20秒間、このままの姿勢を保ってください。

終了して休む

両腕を体の側面の床に移動させて膝を曲げ、起き上がるまえに体の側面を回転させてください。

リラックスして終了する

リラックスするポーズのなかでもよくおこなわれるのは、死体のポーズと呼ばれるシャヴァ・アーサナIです。体を伸ばしたあと筋肉をゆるめ、動きに集中していた心を休ませてくれます。まずはじめに腰、両脚、そして両足、両腕、両手を伸ばし、それから両目を閉じて、意識を順番に体の各部にもっていきます――両手足、関節の筋肉をゆるめ、胃の筋肉や背骨の緊張を取り除き、あごを柔らかくして、緊張している顔や目の周りの筋肉をすべてなくしましょう。順番にゆっくりと体の各部に意識を集中し、リズミカルな呼吸をしていると、張りつめて侵食されていた思考から心が自由になります。

ストレスを軽くする

基本的なポーズの練習は、2、3分間シャヴァ・アーサナIをおこなって心と体を完全にリラックスさせて終わります。日常生活に戻るための肉体的、精神的な準備をして、練習を終えるのです。このポーズは練習時間以外でもストレスや緊張を軽くするのに役立ちます。ひとりになってシャヴァ・アーサナのポーズで5〜10分過ごすと、心が澄み、困難な状況にもより簡単に対処できるようになります。

死体のポーズを分析する

次のページにあるシャヴァ・アーサナIのステップに従いながら、以下の細かい点を確認してください。呼吸をし、体の各部をゆるめながら、心に意識を集中させましょう。

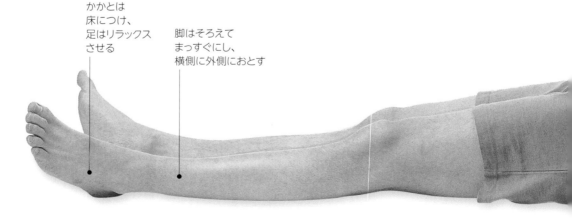

かかとは床につけ、足はリラックスさせる

脚はそろえてまっすぐにし、横側に外側におとす

1 両脚をそろえて座り、膝を曲げてから、両手を腰の横の床におきます。後ろにもたれて、頭がマットにつくまで徐々に背骨を下に下げていきましょう。座骨を足のほうに向けて伸ばし、足が触れるまでゆっくりと両脚をまっすぐにして、両脚を引き寄せます。

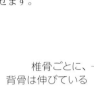

椎骨ごとに、背骨は伸びている

基本的なポーズの練習　リラックスして終了する

2 頭を持ち上げて、両脚と体が正しい位置にあるか確認してください。そして胴体と一直線になるように頭を下ろしていきます。両足が触れるように両脚を引き寄せ、頭から離すようにかかとを押し、つま先をそちらに向けます。両脚はばらばらにしましょう。両腕を肩からまわし、手のひらが上を向くようにします。肩から指先までを伸ばしてから力を抜きます。両目を閉じて、ゆっくりと体全体を休めましょう。

手のひらは上に向ける

両腕は体の側面から少し離しておく

頭は体と一直線にする

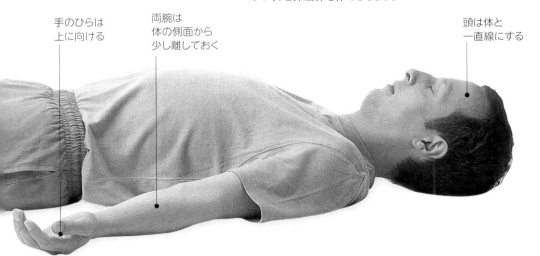

伝統的な ポーズ

　第3章で紹介した10の基本的なポーズに慣れたと感じたら、新しいポーズを学びたいと思うでしょう。本章ではおよそ40の伝統的なポーズを図解しながらひとつずつ紹介していきます。ポーズは大きく6つのカテゴリーに分けられており、立っておこなうポーズと座っておこなうポーズ、床でおこなうポーズ、座って体をねじるポーズ、後屈のポーズ、逆立ち系のポーズの順に紹介していきます。本章の終わりには、肩と手の変わった運動も載せています。

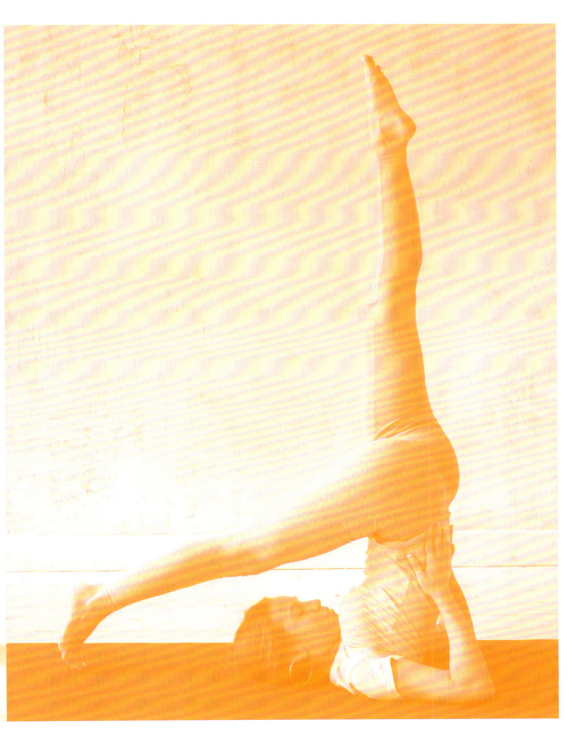

前進する

第3章で紹介した10のポーズは、さまざまなアーサナの基礎となるものです。上達するにつれて、新しいポーズを学んでいきますが、最初に学んだこれらのポーズの練習は続けてください。ヨーガを何年も勉強してきた人たちも、タダ・アーサナを上達させるために練習しつづけています。すべてのポーズは、経験しながらその技術を、終生学んでいくものなのです。

立っておこなうポーズ

本章の40すべてのポーズを、本書の順番通りにおこなっていく必要はありません。けれども初心者の方たちは70～105ページの立っておこなうポーズからはじめるべきでしょう。なぜならこれらのポーズを練習すると耐久力がつき、柔軟性が増すからです。このなかでも、あまりきつくないポーズ（ページの右上に水色のマークで示されています）を、壁面を背にしておこなえば、病気のあとなどに体力を取り戻す手助けにもなるでしょう。けれどもあまり長いあいだ体を伸ばしているのは得策ではありません。もっともよい取り組み方は、5秒～10秒間ポーズを保って休息し、それを繰り返すという方法です。じりじりと上達していくのがはっきりとわかるでしょう。

全体論的な練習

ヨーガのポーズはどれも体全体を使っておこないます。したがって、たとえば肩が凝っていると感じている場合でも、練習のあいだずっと肩の運動だけを繰り返す必要はありません。立って、あるいは座ったり、床でおこなうポーズも、肩の凝りを軽減するのに役立ちます。立っておこなうポーズに続く、さらに勢いのある座っておこなう

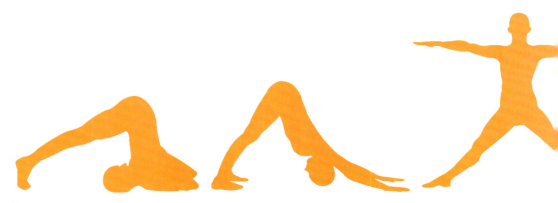

ポーズや床でおこなうポーズは、はじめはかなり多くの努力が必要になるかもしれません。けれども体の負担になるほど、一生懸命やりすぎないようにしてください。柔軟性と耐久力を得るには時間が必要ですし、それぞれ個人の最善を得ることで十分だからです。ヨーガにゴールはありません。徐々に時間を長くして体を伸ばしていってください。ポーズをおこなったとき、体のどこかにストレスが加わっていると思ったら中止して、体が柔らかくなるまでは負担の少ないポーズをおこなっていてください。

補助道具と安全確保

カラー写真で説明されたステップにしたがってポーズを学んでください。その次の白黒のページでは、ポーズについての分析がされています。発泡プラスチックのブロックや折りたたんだブランケット、あるいは電話帳を積み重ねたりしたものを使うと、腰の支えになったり、ウエストを休ませることができ、ポーズを完成させるのに役立ちます。さらにベルトも体を伸ばすのに役立ちます。186～193ページにあるような逆立ち系のポーズをおこなうときは、つねに折りたたんだブランケットや発泡プラスチックを支えに使用してください。そして床でおこなうポーズのあと、横になった姿勢から立ち上がるときは、腰を痛めないように、起き上がるまえに体を片側にころがしてください。こうした注意事項を心に留めておきましょう。けれども自分の限界を狭い範囲に限定することはしないでください。大胆になりましょう。そうすれば、自分がどれほどポーズを達成することができるか驚くことでしょう。

ポーズを探究する

むずかしそうだと思っても、進んで新しいポーズを試してみましょう。驚くほど簡単にみえるポーズも、完成させるのに努力が必要なポーズもあります。

伸ばした脚をさらに伸ばすポーズ

この2つのポーズは、脚のバランスと強度を向上させるために、伸びるところまでいっぱいに手足を伸ばしておこないます。初心者とって取り組みやすい補助道具つきの方法です。脚をまっすぐにしてかかとをのせるのにちょうどいい高さの、がんじょうな家具、あるいは棚などが必要です。

ウッティタ・ハスタ・パーダーングシュタ・アーサナ I

1 棚あるいは椅子から1mほど離れてタダ・アーサナ（p.43参照）の姿勢で立ちます。両脚を伸ばし、背骨を上にあげましょう。それから右脚を曲げて、右足のかかとを椅子か棚のうえにのせます。

2 ベルトを右足に巻き、両手でベルトをつかんだまままっすぐに立ち、両腕もまっすぐに伸ばします。左脚をしっかりと伸ばし、右足でベルトを押すようにして右脚を伸ばします。20秒間そのままのポーズを保ちましょう。

繰り返して終了する

ベルトを取り、右足を床に下ろしていきます。2、3秒しっかりと伸ばしてから、今度は左脚を上げてステップ1と2を繰り返します。

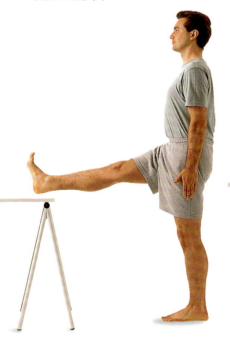

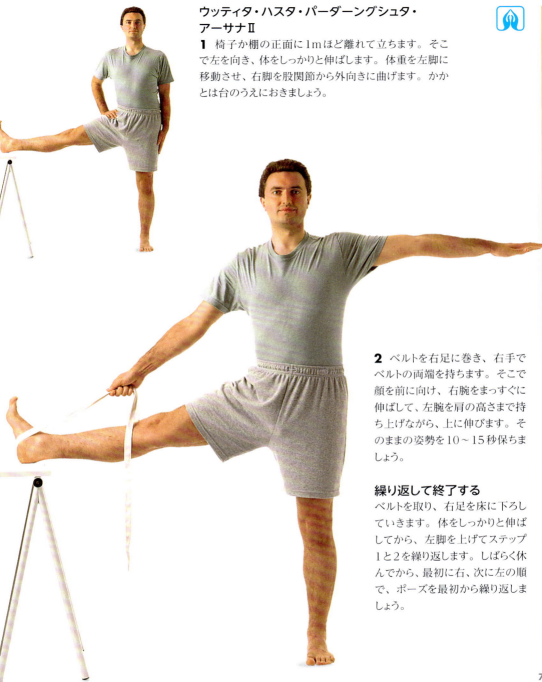

ウッティタ・ハスタ・パーダーングシュタ・アーサナ II

1 椅子か棚の正面に1mほど離れて立ちます。そこで左を向き、体をしっかりと伸ばします。体重を左脚に移動させ、右脚を股関節から外向きに曲げます。かかとは台のうえにおきましょう。

2 ベルトを右足に巻き、右手でベルトの両端を持ちます。そこで顔を前に向け、右腕をまっすぐに伸ばして、左腕を肩の高さまで持ち上げながら、上に伸びます。そのままの姿勢を10〜15秒保ちましょう。

繰り返して終了する

ベルトを取り、右足を床に下ろしていきます。体をしっかりと伸ばしてから、左脚を上げてステップ1と2を繰り返します。しばらく休んでから、最初に右、次に左の順で、ポーズを最初から繰り返しましょう。

伝統的なポーズ　伸ばした脚をさらに伸ばすポーズ

脚の運動

パーダングシュタ・アーサナⅠとⅡをおこなうには、足をおくのにちょうどよい高さの——腰の高さを保ちながら脚を伸ばすのに十分な高さがあり、けれども脚をまっすぐにできないほど高くはないくらいの——重い家具、あるいは棚の一部を探す必要があります。なかには脚をとても高く持ち上げることのできる人もいるので、はじめに1m離れたところに立ち、片足を持ち上げ、膝を曲げて、台のうえにかかとをのせてみましょう。そして持ち上げたほうの脚をまっすぐにしてみましょう。できなければ棚や椅子が高すぎます。練習していくと、発泡プラスチックのブロックや本を置いて、その上で足を休ませながら、徐々に高く持ち上げていかなければならないことがわかるでしょう。椅子の背を使う場合は、安定するように椅子の座部を壁につけてください。

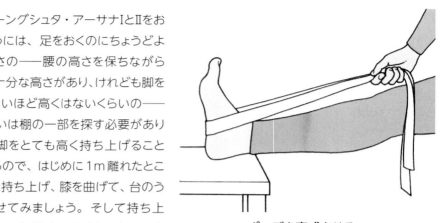

ポーズを完成させる
持ち上げたほうの足の土踏まずに
ベルトを巻くと、足先を上に向けたまま、
ベルトを足で押しながら
脚を伸ばすことができます。

気をつけるポイント

- 立っているほうの脚はまっすぐのまま、しっかりと伸ばし、足は前に向けておきます。
- 胴体と腰は前方に向けたまま、腰角を水平に保ちます。
- 座骨をマットの方に下に向けて伸ばし、脚を股間から持ち上げましょう。

次に進む

これらの2つのポーズをだんだんとさらに進んだレベルにすることができます。脚に柔軟性が出てきたら、椅子やベルトの助けを借りなくても脚を高く持ち上げることができるようになるでしょう。結果的には、足を肩の高さまで上げて、体の同じ側の手で足の親指をつかみながら脚をまっすぐにしたままでいることができるでしょう。けれどもそれには数年を要します。

伝統的なポーズ　脚の運動

伸ばした脚をさらに伸ばすポーズを分析する

ここでは71ページの脚を伸ばすポーズ——ウッティタ・ハスタ・パーダーングシュタ・アーサナⅡ——が解説されていますが、細かい注意点は70ページで紹介したウッティタ・ハスタ・パーダーングシュタ・アーサナⅠでバランスを保つときにも参考にできます。

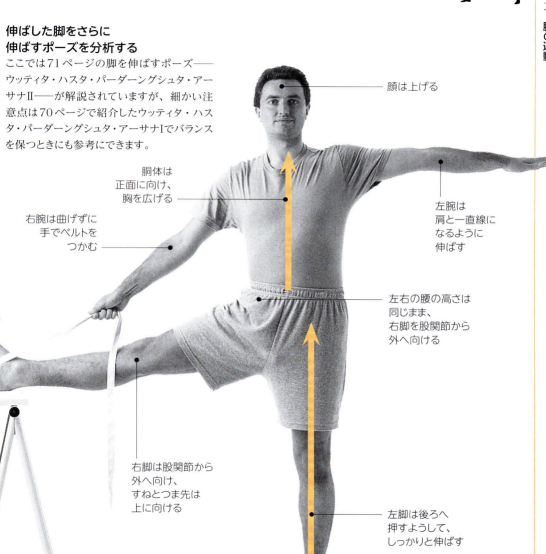

- 顔は上げる
- 胴体は正面に向け、胸を広げる
- 左腕は肩と一直線になるように伸ばす
- 右腕は曲げずに手でベルトをつかむ
- 左右の腰の高さは同じまま、右脚を股関節から外へ向ける
- 右脚は股関節から外へ向け、すねとつま先は上に向ける
- 左脚は後ろへ押すようにして、しっかりと伸ばす

腰の運動

これは、背骨をより柔軟にするために、回して伸ばすポーズです。立っておこなうポーズでは椎骨を回す、ねじりを紹介し、右ページの**ウッターナ・アーサナⅠ**では腰から前方に背骨を曲げます（これらのポーズを試す前に、9ページの注意事項に目を通してください）。これらのポーズをおこなうと、背骨の強度が増し、体を満足のいくように伸ばすことができます。

椅子のうえに片脚をのせてねじるポーズ

1 体のすぐ右側に壁がくるようにして椅子の横に立ち、足を揃えて、両手を腰にあてます。右足を椅子の上にのせ、体をしっかりと伸ばしましょう。

2 左手を右の膝におき、膝を引っ張りながら体の左側を壁のほうに向けます。

3 右手を壁にあて、体の右側を押して体の左側を壁に向けるように、指先で壁を押します。10秒から15秒ねじったままでいます。

繰り返して終了する

手を下ろし、顔を前に向けて、タダ・アーサナの姿勢で立ちます。それから椅子の向きを変えて、体の左側をねじり、ポーズを繰り返します。

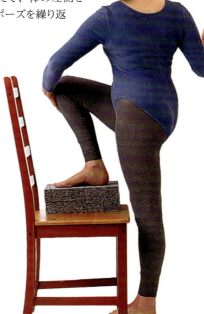

マリーチ・アーサナのねじるポーズ

このページで紹介したポーズは、賢人マリーチによって編み出された運動を基礎としているため、マリーチ・アーサナと呼ばれています。背骨をねじる運動です。椅子は正しい場所、つまり椅子の座面が壁に触れるように置き、発泡プラスチックのブロック2個か電話帳を2冊、壁に触れるように座面の上にのせて、足をそのうえにおいてください。

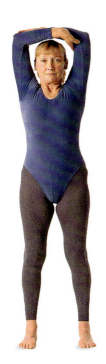

2 ひじを高く掲げて腰から前屈をします。両脚をしっかりと伸ばし、体を下に降ろしてリラックスさせ、頭はぶらさがっている状態にします。ひじは床のほうに下げていきましょう。そのままの姿勢を10秒から15秒保ってから息を吸い込みます。両手を両脚のうえにおき、頭とひじを持ち上げて、両脚のうえで両手をすべらせながら、タダ・アーサナのポーズでまっすぐに立つところまで腰から背骨を起こしていきます。

立っておこなう前屈のポーズ

1 両足を平行にして腰の幅に広げ、体重を両足に均等にのせます。足からしっかりと伸ばし、腰から持ち上げて、両腕を頭のうえに上げます。ひじを曲げて、ちょうどひじの上あたりの上腕部をつかんでください。

ウッターナ・アーサナ I

第3章の立っておこなう単純な前屈が簡単にできると感じたら、この**ウッターナ・アーサナ I** へ進んでください。ここで紹介したよりもさらに少し高度な前屈です。このポーズは背骨全体を伸ばすものですが、もっと複雑なポーズのあいだの休息としておこなうにも申し分ありません。

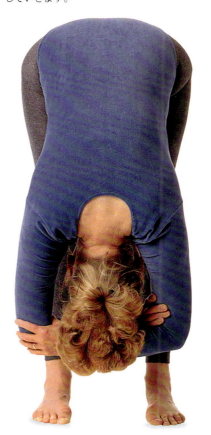

伝統的なポーズ　**腰の運動**

しなやかな背骨を得る

体をねじるには、体を持ち上げて伸ばすことがかぎです。したがってまずは頭頂部を天井に向けて直立し、74ページにあるような簡単なねじりの動きから始めてください。力強く立てた脚を伸ばすと同時にしっかりと後ろに押しつけるようにします。座骨を床に向けて伸ばし、背骨を上にあげ、そして体を回しながら息を吐きます。手で壁を押すことで体の片側が壁から離れるように、腕をてこの支点として使います。膝を手で引っ張って、体のもう片方の側が壁に近づくように引き寄せます。このように別々の動きを一緒におこなうことで、さらに1度か2度体を回すことができます。

前屈をおこなう

75ページで紹介したウッターナ・アーサナIのポーズで前屈をおこなう前に、両脚を上に向けて強く伸ばし、腰角から持ち上げ、上に向けてさらに伸ばしてください。両手で上腕部をつかんだまま両腕を持ち上げるように伸ばし、ひじを高く上げ、それから息を吐きながら前に体を曲げます。——ウエストからではなく、腰からです。これは気分をゆったりさせるポーズです。というのも、両脚はしっかりと働いていますが、体は腰からぶら下がっているだけだからです。

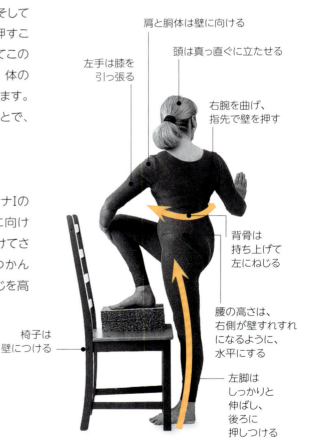

肩と胴体は壁に向ける
頭は真っ直ぐに立たせる
左手は膝を引っ張る
右腕を曲げ、指先で壁を押す
背骨は持ち上げて左にねじる
腰の高さは、右側が壁すれすれになるように、水平にする
左脚はしっかりと伸ばし、後ろに押しつける
椅子は壁につける

椅子のうえに片脚をのせてねじる

右に示された細かな点を思い描いて、74ページのマリチャアーサナのねじるポーズをおこなってください。

伝統的なポーズ **しなやかな背骨を得る**

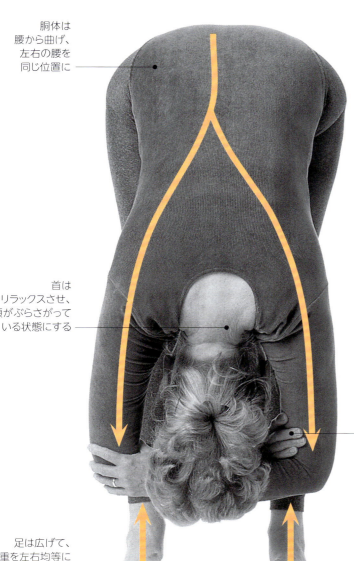

胴体は
腰から曲げ、
左右の腰を
同じ位置に

立っておこなう
前屈を分析する

75ページで紹介した立っておこなう前屈のポーズのかぎは、ここに示したポイントに集中しながら、両脚を上に向けて強く伸ばすことです。椎間板ヘルニア、あるいは何か腰に問題がある場合は、このポーズは練習しないでください。その代わり、55ページの前屈の練習をつづけてください。

首は
リラックスさせ、
頭がぶらさがって
いる状態にする

逆の手で
上腕部をつかみ、
ひじは下向きに
リラックスさせる

足は広げて、
体重を左右均等に
のせる

77

英雄のポーズ II

ヴィーラバドラ・アーサナとは、5世紀ごろにインド人劇作家カーリダーサが書いた叙事詩に出てくる偉大な英雄の名前です。英雄のポーズにはいくつかの種類があります。**ヴィーラバドラ・アーサナ II** は、もっとも重要でありながらもっとも単純なポーズのであり、ふくらはぎと太ももの筋肉を発達させ、立っておこなうポーズのなかでもとくに前屈のようなより高度なポーズのよい準備運動にもなります。

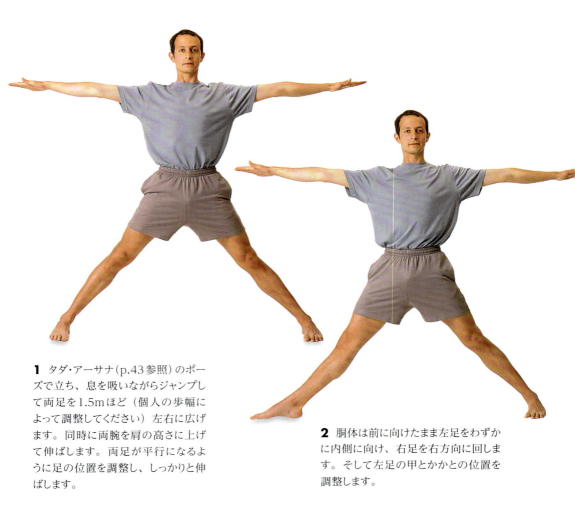

1 タダ・アーサナ（p.43参照）のポーズで立ち、息を吸いながらジャンプして両足を1.5mほど（個人の歩幅によって調整してください）左右に広げます。同時に両腕を肩の高さに上げて伸ばします。両足が平行になるように足の位置を調整し、しっかりと伸ばします。

2 胴体は前に向けたまま左足をわずかに内側に向け、右足を右方向に回します。そして左足の甲とかかとの位置を調整します。

伝統的なポーズ **英雄のポーズⅡ**

3 腰から胴体をしっかりと伸ばし、息を吐いてから、左脚をまっすぐにしたまま右脚を90度に曲げます。両腕を一直線にしたまま、頭を右に向け、股間からさらに胴体までをしっかりと上に伸ばし、胸角から指先までもしっかりと伸ばします。そのままの姿勢を10～15秒間保ちます。

繰り返して終了する
右脚をまっすぐにし、顔を前に向けて、両足の位置を変えます。ステップ2と3を、今度は左膝を曲げておこないます。それからポーズをすべて繰り返して、休息します。

持ち上げて伸ばす

第3章の10のポーズを1度か2度おこなえば、両脚が強くなり、立つ姿勢もしっかりと安定していることでしょう。2つの英雄のポーズ――78〜79ページのヴィーラバドラ・アーサナⅡと、より高度な82〜85ページのヴィーラバドラ・アーサナⅠ――は、下半身を伸ばす働きをします。上方向に体を伸ばし、体のさまざまな部分の配列を変えることに意識を集中させてください。ステップ1でジャンプして両脚を広げたあとは、脚と足が同じ方向を向くように両足は平行で、つま先は一直線に並んでいなければと感じるでしょう。

足の位置

このポーズでは、すべてのステップで体全体を持ち上げたままです。ジャンプして両脚を広げる前に、真っ直ぐに立ち、そして両足を回転させてから土踏まずから腰まで両脚をしっかりと伸ばす前に、小休止しましょう。膝を曲げるときは、胴体をまっすぐにしたままで、頭を上げます。できれば、このとき前方に置いた鏡で、立った姿勢を確認しましょう。曲げた方の脚の太ももは床と平行になっていて、膝からくるぶしまでは床と90度の角度になっていなければなりません。股間のあたりも伸びていることを感じてください。姿勢を保っているあいだ、胸骨を持ち上

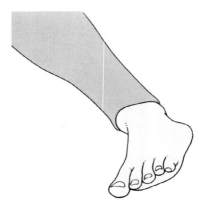

ポーズに取り組む
足の位置はしっかりとした
基盤となっていなければなりません。
したがってステップ2で
足の向きを変えるときは、
上の図のように、足の外側の端が
持ち上がってはいけません。
体重が両足に均等にのっていれば、
足裏の外側の端とかかとは、
床にしっかりとついています。

げ、胸の中心から伸ばしましょう。肩は落としたまま左腕を左に伸ばし、右腕は右へ伸ばします。それから両腕は体を通って水平な線を描く高さにします。

伝統的なポーズ **持ち上げて伸ばす**

気をつけるポイント

- 右の膝を曲げるときは、左側の腰と、胴体の左側、あるいは左肩を曲げに下げて——あるいはその逆にも——回してはいけません。壁に押しつけるように、後ろ側に回転させてください。
- 肩と上げたほうの腕は後ろ側に押しつけたままにしてください。そうすると両腕と両肩が定規で線を引いたようにまっすぐになります。
- 尾骨（尾椎）は引っ込めておき、座骨は下に伸ばします。

英雄のポーズⅡを分析する

ここに示した細かい点を確認して、79ページの英雄のポーズⅡのステップ3を完成させてください。

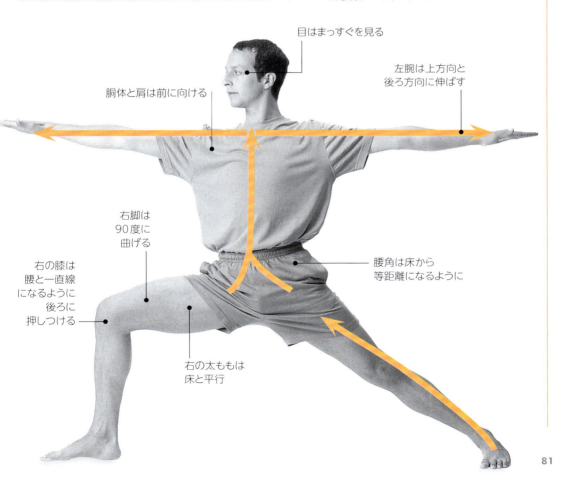

- 目はまっすぐを見る
- 胴体と肩は前に向ける
- 左腕は上方向と後ろ方向に伸ばす
- 右脚は90度に曲げる
- 右の膝は腰と一直線になるように後ろに押しつける
- 右の太ももは床と平行
- 腰角は床から等距離になるように

英雄のポーズ I

ヴィーラバドラ・アーサナ I は英雄のポーズと呼ばれ、胴体を片側にねじった姿勢の、力強く、動を感じさせるポーズです。背骨を構成している背推のつなぎ目を伸ばすことで、背骨が本来もつしなやかさを取り戻すことができます。腰や肩、首などのコリを取り除くのに効果的なポーズとしておすすめです。

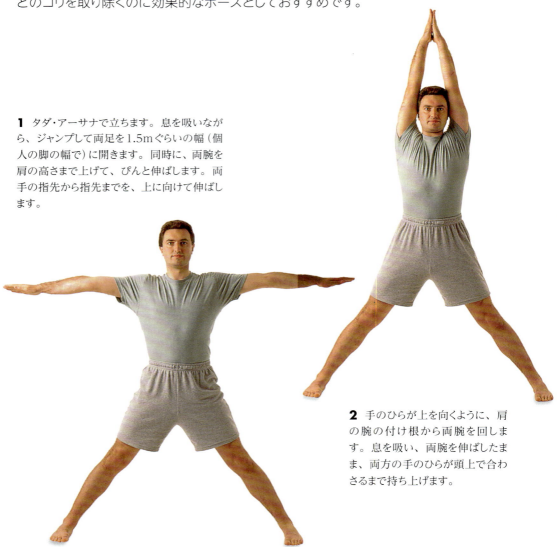

1 タダ・アーサナで立ちます。息を吸いながら、ジャンプして両足を1.5mぐらいの幅（個人の脚の幅で）に開きます。同時に、両腕を肩の高さまで上げて、ぴんと伸ばします。両手の指先から指先までを、上に向けて伸ばします。

2 手のひらが上を向くように、肩の腕の付け根から両腕を回します。息を吸い、両腕を伸ばしたまま、両方の手のひらが頭上で合わさるまで持ち上げます。

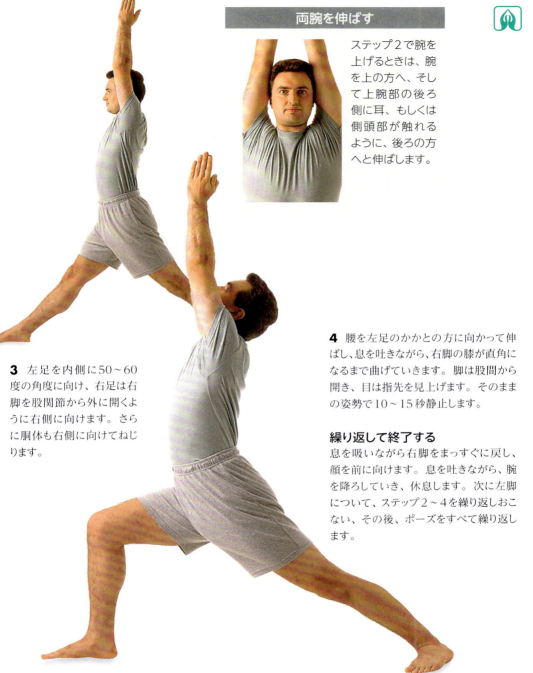

両腕を伸ばす

ステップ2で腕を上げるときは、腕を上の方へ、そして上腕部の後ろ側に耳、もしくは側頭部が触れるように、後ろの方へと伸ばします。

3 左足を内側に50〜60度の角度に向け、右足は右脚を股関節から外に開くように右側に向けます。さらに胴体も右側に向けてねじります。

4 腰を左足のかかとの方に向かって伸ばし、息を吐きながら、右脚の膝が直角になるまで曲げていきます。脚は股間から開き、目は指先を見上げます。そのままの姿勢で10〜15秒静止します。

繰り返して終了する

息を吸いながら右脚をまっすぐに戻し、顔を前に向けます。息を吐きながら、腕を降ろしていき、休息します。次に左脚について、ステップ2〜4を繰り返しおこない、その後、ポーズをすべて繰り返します。

腕を持ち上げる

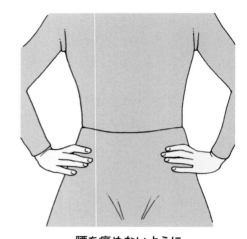

腰を痛めないように
椎間板ヘルニア、あるいはそれ以外に
何か深刻な腰の問題がある場合は、
両腕を頭の上に持ち上げる動きは
飛ばして練習をしてください。
両手を腰に当てておこなうと腰を痛めず、
背骨の柔軟性を得るのに
効果的な練習ができます。

実際にやってみると、思った以上に腕が曲がったり、伸びたり、回ったりするポーズはいくつかありますが、英雄のポーズもそのひとつです。まず肩の高さまで両腕を上げ、その状態から腕を伸ばし始めます。このとき、順番に胸骨から、肩、わきの下、腕、そして指先へと、外へ向かって流れるように伸ばしていくと効果的です。けれどもこのポーズでは、伸ばした両腕を頭の上に上げる前、手のひらを天井に向けるときに、肩の関節を軸に腕を後方へ180度回転させることで、さらに腕を伸ばすことができます。

効果的に腕を持ち上げる

腕を持ち上げることは、腕を伸ばすことも含めた効果的な動きで、肋骨のわきから始まって胸郭を持ち上げ、わきの下、上腕、ひじの関節、前腕、そして手までを伸ばすといった一連の動きを指します。上腕が耳——あるいは耳の後ろ側——に触れるように、腕は後ろの方へ伸ばすようにし、両手をできるだけ近づけて、頭の上で手のひらを合わせるようにします。この腕を持ち上げる動きは、持ち上げるという動きのなかでも極致のものです。後足の土踏まずに始まり、腰骨を引き上げながら中枢となっている後脚を股関節に向かって引き上げ、そして、胴体も首と頭頂部のほうに引き上げます。最後に顔を上げて、ぴんと伸ばした指先を見上げます。

伝統的なポーズ **腕を持ち上げる**

気をつけるポイント

- 体重はポーズをおこなっているあいだずっと両足のキーポイント（p.42を参照）に均等に配分していてください。
- 両腕は持ち上げた瞬間からずっと、まっすぐにしておきましょう。
- 尾骨は骨盤の後ろ側の仙骨のあたりに広がらないようにしっかりとしまい込み、座骨は下方向に伸ばし、腰角から持ち上げましょう。

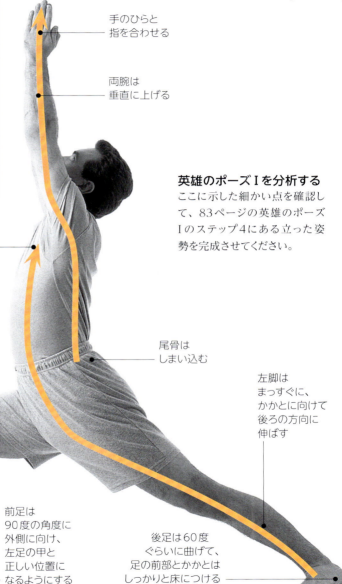

手のひらと指を合わせる

両腕は垂直に上げる

英雄のポーズIを分析する
ここに示した細かい点を確認して、83ページの英雄のポーズIのステップ4にある立った姿勢を完成させてください。

胸骨は持ち上げる

尾骨はしまい込む

曲げた右の膝はくるぶしのまっすぐ上にくるように

左脚はまっすぐに、かかとに向けて後ろの方向に伸ばす

前足は90度の角度に外側に向け、左足の甲と正しい位置になるようにする

後足は60度ぐらいに曲げて、足の前部とかかとはしっかりと床につける

85

半月のポーズ

優美な**アルダ・チャンドラ・アーサナ**のポーズは半月に似ているとして、その名前がついています。このポーズは調和をまき散らし、バランスと協調を発達させます。立っておこなうすべてのポーズは、長いあいだ定期的に練習をしていれば脚を強くしますが、このポーズはとくに膝やくるぶしを強くするという利点があります。

1 はじめに46～47ページで紹介した三角のポーズのステップ1から3を繰り返します。上にあげた手のほうに顔を向け、普通に呼吸をおこないます。

2 頭をまわして顔を正面に向け、左腕は体の側面におきます。息を吐いてから右脚を曲げて、左足を右足の近くに移動させます。

3 右手を床の方、右足から30cmほど前のやや後方のあたりに下げていきます。息を吐き、右脚をまっすぐにしながら、左脚を腰の位置まで持ち上げます。左腕を上にあげ、手のひらは正面に向けて、右腕と一直線にします。それから指先を見上げます。呼吸は普通におこないながら、この姿勢を10～15秒保ち、その後頭を正面に向けて、右膝をもう1度曲げ、三角のポーズに戻ります。

体の正しい位置を確認

壁を背にしてこのポーズを練習するのは──この枠の薄い色が壁だと思ってください──よい練習方法です。そうすれば、肩や、腰、脚がまっすぐになり、バランスが取りやすくなります。

伝統的なポーズ　半月のポーズ

繰り返して終了する

左手を下げ、右脚を上げて、1～3のステップを繰り返します。息を吸ってから、胴体を起こし、ジャンプして両足を閉じてから、休息します。

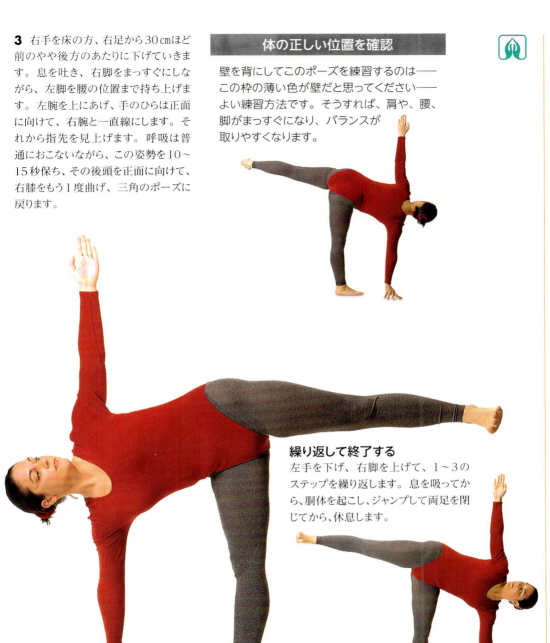

87

バランスと平衡感覚

半月のポーズは三角のポーズ（p.46-47を参照）に続けておこなう第2段階のアーサナで、片方の手と脚でバランスを取ります。三角のポーズで小休止しながら、体を伸ばすことと正しい位置におくことに集中しましょう。ポーズをおこなっているあいだは普通に呼吸をし、両脚と胴体の両側をしっかりと伸ばしておきましょう。

体重を移動する

ステップ2で三角のポーズから半月のポーズへ移るときに、体重を両脚からどちらか片方の脚に移しかえるようにします。このとき体重をスムーズに、そして均等に足の裏の4つのキーポイント（p.42を参照）にのせます。左脚を持ち上げるとき、残りの体重を右脚に移動させましょう。左脚を腰の位置まで持ち上げるとき、腰から外に向けます。そうすると膝が正面を向きます。

バランスを取ることを意識する

この状態では、立っているほうの脚をしっかりと上方向に伸ばし、持ち上げたほうの脚を左の方向、つまり足を伸ばしている方向に伸ばすことでバランスを保っています。持ち上げた手の方向をしっかりと見つめることも、バランスを保

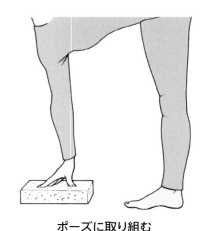

ポーズに取り組む
片手を右下の床のほうに下ろせない場合は、
発泡プラスチックのブロックか、
電話帳を積み重ねて置き、
手をその上にのせてください。

つ手助けとなります。上腕部が下に伸ばした腕と一直線になるように垂直に伸ばしているので、下半身がつくっている角度は、上半身の鏡のようになっています。このとき、胴体の上側すべてを上方向、そして後方に回転させて、尾骨を押し込んでから胴体を股間から頭頂部まで伸ばして休みます。次に、見上げるように頭を上に向け、そして胴体と一直線にします。

半月のポーズを分析する

87ページにある半月のポーズのステップ3について以下で細かく図解しています。できれば、鏡の前でポーズをおこない、それぞれのポイントを確認してみましょう。

気をつけるポイント

- 肩と上げたほうの腕が体の後ろ側にきて、バランスを取っている下にした方の腕と、線を引いたようにまっすぐにしましょう。
- 上側になっている体の側面が、前の方に動かないようにしてください。壁に向かって押しつけるように、後ろに動かしてください。
- ポーズをおこなっているあいだ尾骨はしっかりと押し込んだままにし――お尻が突き出ないようにしてください。

伝統的なポーズ　バランスと平衡感覚

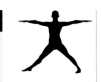

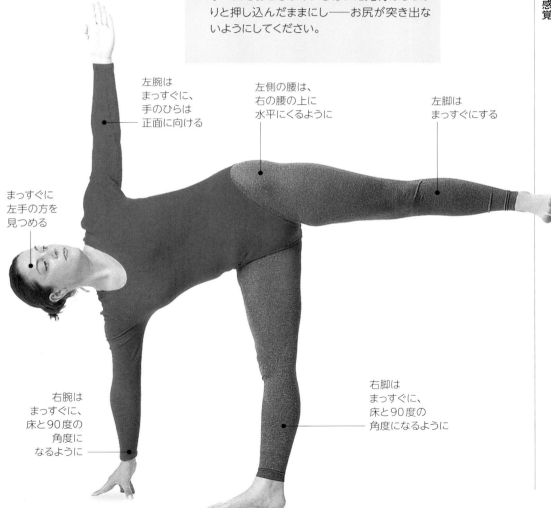

- 左腕はまっすぐに、手のひらは正面に向ける
- 左側の腰は、右の腰の上に水平にくるように
- 左脚はまっすぐにする
- まっすぐに左手の方を見つめる
- 右腕はまっすぐに、床と90度の角度になるように
- 右脚はまっすぐに、床と90度の角度になるように

椅子のポーズ

ウトゥカタ・アーサナは姿勢の悪さからくる影響を軽くする効果があります。なぜなら両足でバランスを取り、自分の筋肉で体を支えながら空中に座るからです。サンスクリット語の「ウトゥカタ・アーサナ」とは、文字通り訳すと「力強いポーズ」という意味であり、これは適切な描写です。というのもこのポーズをおこなうと、ふくらはぎ、くるぶし、そしてお尻や太ももに筋肉がたくさんつくからです。

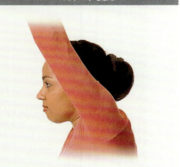

頭と両腕

両腕をしっかりと伸ばし、ひじの裏側を耳と一直線にしたままポーズをおこないます。目の高さは一定にして、まっすぐ前を見たままにしていましょう。

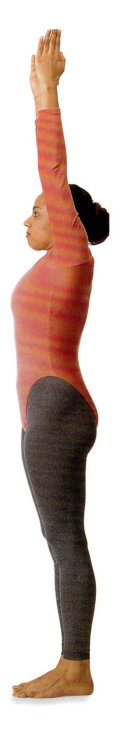

1 両足をそろえてタダ・アーサナ（p.43参照）の姿勢で立ち、息を吸ってから両腕を頭の上にあげます。しっかりと伸びましょう。

2 息を吐いてから、足首と膝と腰を曲げていき、椅子に座るように腰を降ろしていきます。そのときかかとは床につけたままにしましょう。そのままの姿勢を10〜15秒保ち、腰から上をしっかりと伸ばします。

両手と両腕

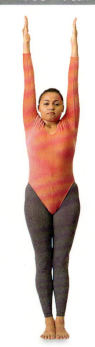

上の写真のように、最初は両手をまっすぐ頭の上にあげるだけで十分です。上達していくにつれて、両手のひらをできるだけ近づけ、最終的には指と手のひらが頭のうえで触れるまで、近づけましょう。

繰り返して終了する
両足をまっすぐにし、両腕を体の横に下げていきます。しばらくタダ・アーサナのポーズで立ってから、ポーズを繰り返しおこないます。

伝統的なポーズ　椅子のポーズ

脚を強くする

椅子のポーズをおこなっているときは背骨と骨盤が正常な位置にないために、太ももやふくらはぎ、それから足の筋肉が上半身の重さを支えることになります。したがって太ももの大腿四頭筋に効果的な運動となります。私たちは座ったり、立ったり、走ったりするときにこの筋肉を使いますが、それらを伸ばしたり、鍛えたりすることはたいていおろそかにしているので、思っているよりも脚は弱いことが多いのです——スキーの練習をした後などに太ももが痛くなって、その弱さに気づくことがよくあります。椅子のポーズはスキーや乗馬をする人たちにとってもよい練習となります。すでに立っておこなうポーズの練習を完成させて調子が整い、脚がある程度強くなっている状態に基づいたポーズです。

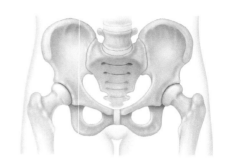

骨盤の正しい位置
尾骨を下にしまい込まずに、骨盤の底にある座骨と仙骨を床に向かって下に伸ばすような気持でおこなってください。同時に前にある腰角を持ち上げてください。

斜めの線をつくる

このポーズでは、両腕と、太もも、そしてふくらはぎがそれぞれ斜めの線を描きます。体は座る姿勢に曲がっていくので、胴体は斜めに傾斜します。けれども背骨自体はまっすぐになっています。椅子のポーズは腰帯の位置が正しくないとできないポーズなので、下に直角にしまい込まれていたり、後ろに突き出したりしていてはいけません。このポーズをおこなってみて下半身が硬いと思った人は、ステップ1を始めるときに両足を30cmほど離してみてください。上にあげた両腕を伸ばす動きは、肩、あるいはよく体の凝る部分の非常によい運動になります。

気をつけるポイント

- 肩と腰を水平な位置に保ちましょう。
- 胴体を腰から前に傾けながら、腰から背中はまっすぐにしっかりと伸ばします。

伝統的なポーズ **脚を強くする**

椅子のポーズを分析する

下の写真に示した細かい点に気をつけて、91ページの椅子のポーズを完成させてください。

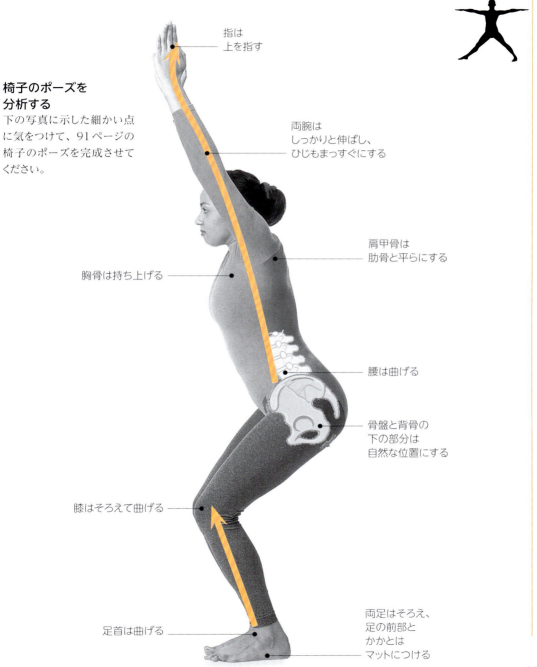

- 指は上を指す
- 両腕はしっかりと伸ばし、ひじもまっすぐにする
- 肩甲骨は肋骨と平らにする
- 胸骨は持ち上げる
- 腰は曲げる
- 骨盤と背骨の下の部分は自然な位置にする
- 膝はそろえて曲げる
- 足首は曲げる
- 両足はそろえ、足の前部とかかとはマットにつける

体の側面を伸ばすポーズ

脚をいっぱいに伸ばしておこなう前屈は、前ページの足を曲げておこなう椅子のポーズに続けるのに適したポーズです。**パールシュヴォーッターナ・アーサナ**では、前に大きく1歩踏み出した足におおいかぶさるように体を伸ばします。このポーズはまさに1度に2つの運動ができます。両腕を背後で組む祈りのポーズ、**ナマステ**のポーズを同時におこなうからです。

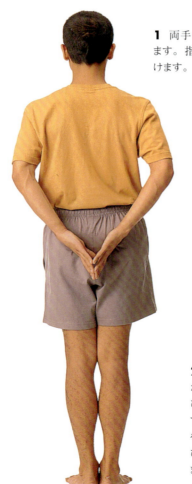

1 両手を腰の後ろにもっていきます。指は合わせて先を下に向けます。

2 両手を180度内側へかえし、指先が上を向くようにします。肩を広げて、ひじは後ろに押しながら下に伸ばします。両手と前腕（ひじから手首まで）を、両手の指と手のひら、それから手のひらの下側を押しつけていられるところまで持ち上げます。

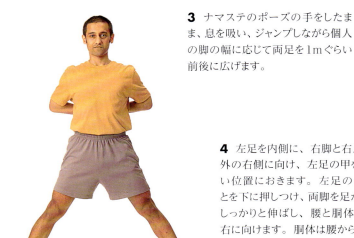

3 ナマステのポーズの手をしたまま、息を吸い、ジャンプしながら個人の脚の幅に応じて両足を1mぐらい前後に広げます。

4 左足を内側に、右脚と右足は外の右側に向け、左足の甲を正しい位置におきます。左足のかかとを下に押しつけ、両脚を足からしっかりと伸ばし、腰と胴体を右に向けます。胴体は腰からしっかりと伸ばし、胸骨を持ち上げて顔を上げます。

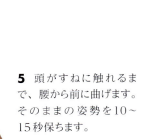

5 頭がすねに触れるまで、腰から前に曲げます。そのままの姿勢を10〜15秒保ちます。

繰り返して終了する

息を吸い、尾骨を押し込みながら胴体を腰から起こしていき、直立します。両腕はナマステのポーズのまま、腰と胴体と両足が正面を向くようにします。両足を左に向けてから、左を向いた状態でステップ1〜3を繰り返します。少し休んでから、ポーズを最初から繰り返します。

伝統的なポーズ　**体の側面を伸ばすポーズ**

体を力強く伸ばす

このポーズでは、体を力強く伸ばします——サンスクリット語の名前は「体を力強く伸ばす」という意味です。正しく体を曲げれば、筋肉、脚や膝、腰の関節、さらには腹や胸のわきを伸ばすことができます。同時に手は祈りのポーズをおこなうことで、胸の上部の胸筋や両腕の筋肉、あるいは肩と鎖骨を動かす筋肉などを動かすことができます。

手の位置

このポーズには手を変わった位置におく動作が組み込まれています——祈りのポーズのナマステです。このポーズは体の後ろよりも、前でおこなうほうが、よく知られています。両手を下に向けるために、ウエストを回転させ、腰のうしろで指を触れさせ、内側に向けて、上にあげるという練習が必要かもしれません。指で天井を指しながら肩を広げて上腕部を後ろの押しつけ、それからひじを下に向けて伸ばします。こうすることで上腕部と、腰の後ろで組んだ手を持ち上げやすくなります——手をより高く上げながらしっかりと伸ばすことができ、胸もさらに広く開けられることがわかるでしょう。練習をすれば、指だけでなく、手のひらや親指、あるいは手のひらの付け根なども押しつけることができるようになるでしょう。

体を上向きに伸ばす

しっかりした脚は前屈の基礎です。したがって前屈をおこなう前に少し休んでから、足から頭までを伸ばしましょう。両脚の土踏まずと足を上方向に伸ばしながら持ち上げます——といっても、かかとの端をしっかりと下に押しつけているので、脚の後ろ側がより伸びます。左右どちらかの腰が高かったり、前に出たりしていないか確認してください。そして翼のように広げた両腕はしっかりと後ろに伸ばしていてください。胴体を腰角から起こし、上を見ながら胸骨を持ち上げます。

前屈するときは、胴体を脚から離して伸ばしてください。体の側面にかけて脚から強く伸びていることを感じましょう。こうすることで腰の関節を動かすことができるようになり、さらには、下腹部を引っ込ませる効果や肺に空気をたくさん入れられるようにもなります。

気をつけるポイント

- 肩は後ろに引っ込めたまま、上腕部を腰に向けて伸ばします。できるだけ胸をいっぱいに開けるように、ポーズのあいだ手は押し合わせたままでいましょう。
- 右脚が前にきているとき、右側の腰が外に突き出ないようにしてください。逆の場合も同様です。腰は完全に平らで、ポーズのあいだずっと同じ高さになくてはいけません。

伝統的なポーズ **体を力強く伸ばす**

体の側面を伸ばすポーズを分析する

手の動作をマスターしたら、以下の点に注意して、95ページの体の側面を伸ばすポーズを完成させましょう。

- 上腕部は腰のほうに向けて後ろに伸ばす
- 両手は押し合わせ、指先は頭のほうに向ける
- 腰は腰角の位置で曲げる
- 両脚は腰の関節から外に向ける
- 頭はすねにつけて、首はリラックスさせる

脚を開いて伸ばすポーズ

脚を大きく開いて伸ばすと、腰の外転筋の運動になります。脚は体の中心から外に回転させますが、外転筋はあまり使われていない場合がほとんどです。**プラサーリタ・パードッターナ・アーサナ**をおこなうと、頭も含めた体中の血液の循環がよくなり、お尻のあたりをほっそりとさせることができるとも言われています。

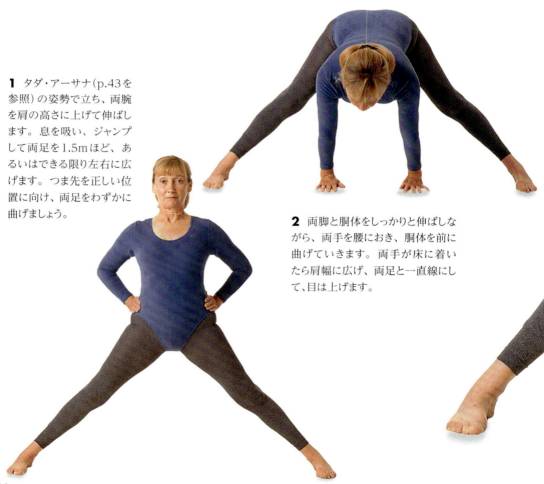

1 タダ・アーサナ(p.43を参照)の姿勢で立ち、両腕を肩の高さに上げて伸ばします。息を吸い、ジャンプして両足を1.5mほど、あるいはできる限り左右に広げます。つま先を正しい位置に向け、両足をわずかに曲げましょう。

2 両脚と胴体をしっかりと伸ばしながら、両手を腰におき、胴体を前に曲げていきます。両手が床に着いたら肩幅に広げ、両足と一直線にして、目は上げます。

3 背骨を前方向に伸ばし、息を吐いてからひじを曲げていきます。ひじは平行にしたまま頭頂部を両手のあいだのマットの上に下していきます。ひじは入れたまま、そのままの姿勢を10～15秒保ちましょう。

繰り返して終了する
頭を起こし、両腕をまっすぐにして息を吸い込み、腰もまっすぐにして起き上がります。息を吐いてから、ジャンプして両足を閉じます。休息をしてから、ポーズを繰り返しおこないましょう。

下向きに体を伸ばす
ステップ2で前屈をする前に、腰から胴体を持ち上げて、腰から曲げるようにします。背骨をまっすぐにし、ステップ3で下向きに体を伸ばす前に胸骨を持ち上げておきます。

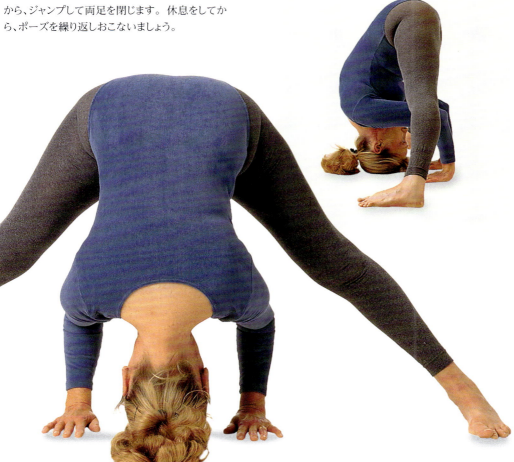

伝統的なポーズ　**脚を開いて伸ばすポーズ**

膝腱をゆるめる

脚を開いて伸ばすポーズをおこなったとき、両足をきちんと伸ばせば、腰が簡単に曲がることに気づいたかもしれません。大抵のダンサーはこのポーズを簡単におこなうことができます。なぜなら膝腱に柔軟性があるので、腰を難なく前に曲げることができるからです。ポーズをおこなって床につかなければ、発泡プラスチックのブロックや電話帳を積み重ねたものの上、あるいは壁に背もたれをつけた椅子の座席などに手をおいてください。

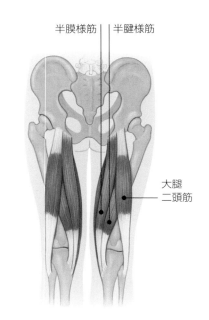

膝腱
長い名前のついた3つの筋肉が
太ももの後ろ側で下に伸びています。
これらがまっすぐになると、膝を曲げたり、
回したりすることができるのです。
そのなかの2つの筋肉は、長いさやと腱(膝腱)を
備えており、骨盤の骨とくっついています。

準備

はじめにジャンプして両足を広げるとき、体重を両足の裏の4つのキーポイントに均等にのせてください。そして土踏まずとくるぶしを持ち上げれば、外側にふらつくことはありません。両脚はしっかりと伸ばしてください。そのままの状態で両腕と背骨をまっすぐにし、ステップ2で頭を持ち上げて目を上げるときに、胸骨も持ち上げます。

膝腱を動かす

このポーズのあいだ脚はずっと持ち上げ、さらに後方に押しつけていなければなりません。そうしていると、足から腰にかけて強烈に伸びている感じがします。膝腱が締まっていても、練習とともにすぐにゆるみ、補助として置いていた電話帳や厚い本の数がどんどん減っていきます。ついには、両手を十分下げられるほど両脚が柔軟になり、頭もマットにつけることができるようになるでしょう。

伝統的なポーズ　膝腱をゆるめる

気をつけるポイント

- ステップ2で腰から曲げるとき、背中をラクダのこぶのように丸めずに、背骨がわずかに内側にくぼまるくらいにしたほうがよいでしょう。
- ステップ3では、ひじは平行に、胸の方に向けて下におろします。翼のように突き出してはいけません。
- 頭を床に下げていくとき、両脚をしっかりと伸ばし、腰とかかとを一直線にしたままにして、体重は両足にかけておきましょう。

脚を開いて伸ばすポーズを分析する

99ページのステップ3にある脚を開いて伸ばすポーズを習得するには、定期的な練習と、ここに示した細かな点に注意する必要があります。

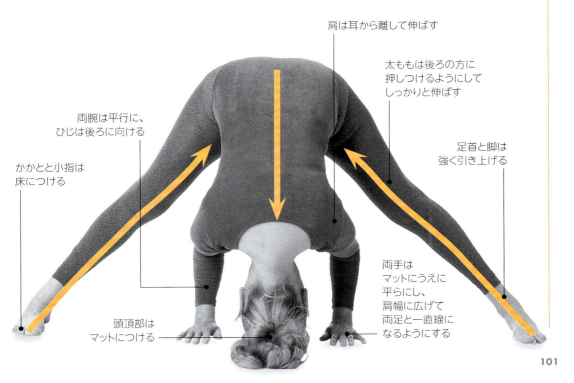

- 肩は耳から離して伸ばす
- 太ももは後ろの方に押しつけるようにしてしっかりと伸ばす
- 両腕は平行に、ひじは後ろに向ける
- 足首と脚は強く引き上げる
- かかとと小指は床につける
- 頭頂部はマットにつける
- 両手はマットにうえに平らにし、肩幅に広げて両足と一直線になるようにする

ねじった三角のポーズ

パリヴリッタ・トリコーナ・アーサナは、立っておこなう体をねじるポーズです。胴体を正面に向けた姿勢で始まり、最後は反対の方向を向きます——したがってよく「裏返しの三角のポーズ」と呼ばれています。本章で始まる、立っておこなう連続したポーズの最後のポーズです。

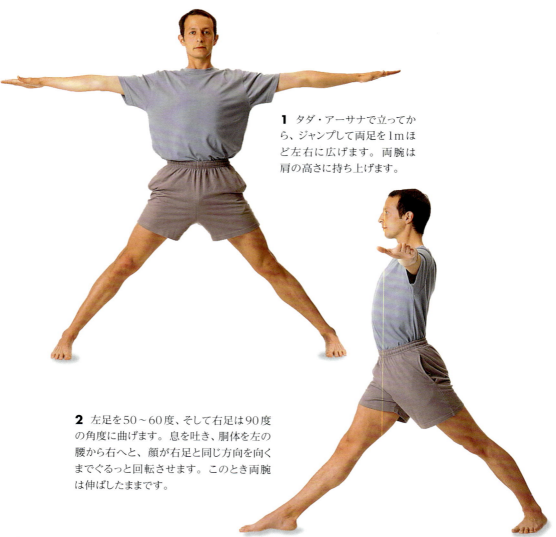

1 タダ・アーサナで立ってから、ジャンプして両足を1mほど左右に広げます。両腕は肩の高さに持ち上げます。

2 左足を50〜60度、そして右足は90度の角度に曲げます。息を吐き、胴体を左の腰から右へと、顔が右足と同じ方向を向くまでぐるっと回転させます。このとき両腕は伸ばしたままです。

伝統的なポーズ **ねじった三角のポーズ**

3 胴体を右に回転させたまま腰から曲げていき、左手を右足の横の床におきます。このとき頭と胴体はステップ1とは反対の方向を向いています。右腕と左腕が一直線になるようにしっかりと伸ばし、右足と平行になるように左手の位置を調整しましょう。左手のひらと左足のかかとは床に押しつけます。指先を見上げましょう。そのままの姿勢を10〜15秒保ちます。

繰り返して終了する
両腕は伸ばしたまま、体を起こし、顔を正面に向けます。足と体を左に向け、右手を左足の横におくように回転させてステップ1〜3を繰り返しましょう。休息し、それからポーズを繰り返します。

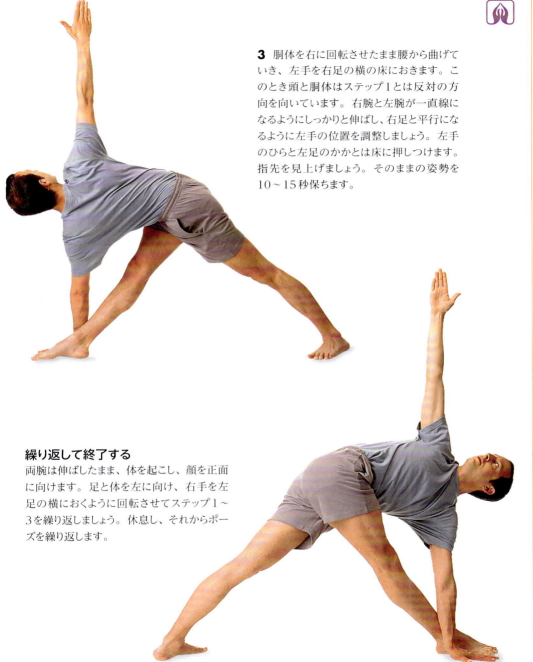

体の向きを変える

三角のポーズでは、胴体を左右に曲げ、片手を前足の横の床においているあいだ、胴体は正面を向いていました。ねじった三角のポーズでは、体を曲げ、マットの上に手をおくまえに、体を半円分回転させます。このポーズをおこなうと、背骨を十分にねじることができます。

どちらの方向に曲げるか

はじめは正面を向いていますが、体をねじると頭もいっしょに回転するので、後ろを向くことになります。壁の近くで練習をすると、体を曲げる方向がわかりやすくなります。はじめに壁の方を向き、顔が部屋のほうを向くように体を回転させます。体をねじるまえに、両脚と両足をしっかりと伸ばし、息を吸い込みます。次に息を吐きながら腰とお腹、ウエスト、胸を回転させます。

両脚から離れたところで背骨を伸ばすと、体を回転させたり曲げたりしやすくなります。背骨にあまり柔軟性がない場合は、手を下げるときに椅子の座面を使い、しばらくしたら小指の近くに積み重ねた電話帳をおいて練習していってください。ちょっと止まって体重を両足の4つのキーポイントに均等に分配しましょう。両脚は土踏まずからしっかりと伸ばし、いまやべったりと平らにされている手のひらとその付け根を、前足

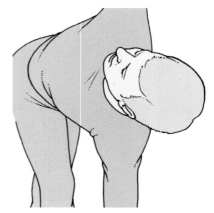

頭と肩
肩を後ろに、そして肩甲骨は
肋骨と平らにしておきましょう。
背骨をまっすぐにし、
頭がその延長線上にくるようにしてください。
そうすれば首と頭は肩と90度になります。

の横の床に押しつけてください。顔を上に向けるときは、上に伸ばした腕が肩から垂直に上がっているか確認しましょう。そうなっていれば、広げた両腕は1本の線を描いています。ポーズを保っているときも、呼吸はいつも通りおこないましょう。

気をつけるポイント

- 体はウエストではなく、腰から曲げて回転させます。
- 背骨はまっすぐにしたまま、頭に向けて伸ばしましょう。
- 腰は脚と一直線でなければなりません。座骨は肩から離して伸ばします。
- 首と肩は緊張させてはいけません。

ねじった三角のポーズを分析する

102〜103ページのねじった三角のポーズのステップ3で、体の正しい位置を1度練習したら、以下の細かい点を確認してください。

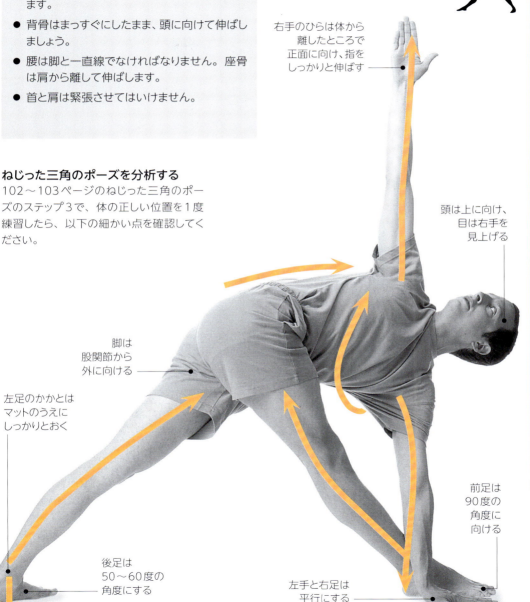

右手のひらは体から離したところで正面に向け、指をしっかりと伸ばす

頭は上に向け、目は右手を見上げる

脚は股関節から外に向ける

左足のかかとはマットのうえにしっかりとおく

後足は50〜60度の角度にする

左手と右足は平行にする

前足は90度の角度に向ける

伝統的なポーズ　体の向きを変える

105

座っておこなうポーズと膝を曲げておこなうポーズ

このページで紹介するポーズは、座っておこなう連続したポーズの1番初めのものです。座っておこなうほとんどのポーズの基礎となる、**ダンダ・アーサナ**と呼ばれる杖のポーズと、膝を曲げておこなうすべてのポーズの基礎となるヒーローのポーズ、**ヴィーラ・アーサナ**です。これらのアーサナは心を休め、気持を穏やかにし、不安を鎮めてくれます。ストレスを軽減してくれるので、夜ぐっすりと眠れます。

杖のポーズ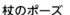

マットのうえに座り、両脚を伸ばして、両手は腰の横の床のうえに置きます。手と脚を下に押しつけて、腰からしっかりと伸ばします。伸ばしたまま15〜20秒そのままの姿勢を保ち、それから休みます。

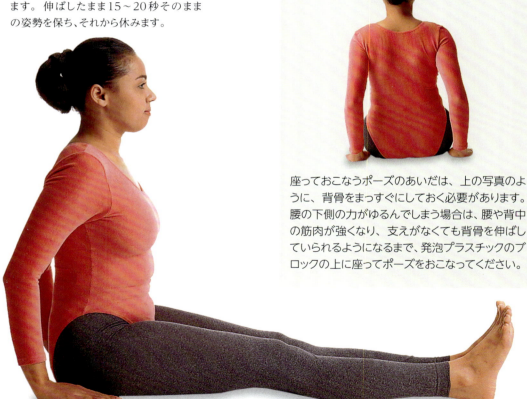

腰の下側を持ち上げる

座っておこなうポーズのあいだは、上の写真のように、背骨をまっすぐにしておく必要があります。腰の下側の力がゆるんでしまう場合は、腰や背中の筋肉が強くなり、支えがなくても背骨を伸ばしていられるようになるまで、発泡プラスチックのブロックの上に座ってポーズをおこなってください。

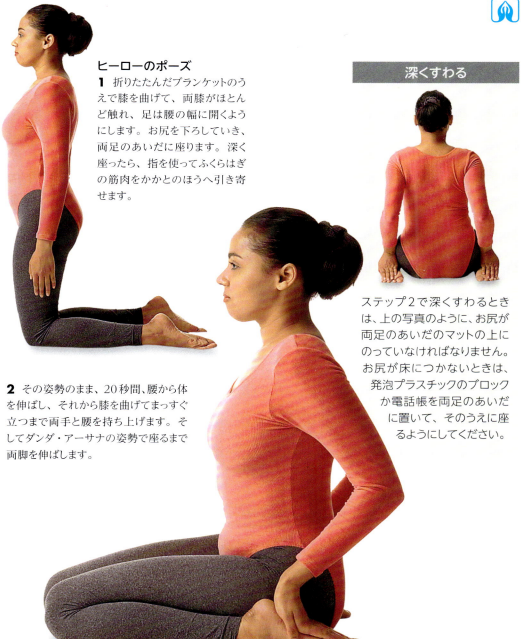

ヒーローのポーズ

1 折りたたんだブランケットのうえで膝を曲げて、両膝がほとんど触れ、足は腰の幅に開くようにします。お尻を下ろしていき、両足のあいだに座ります。深く座ったら、指を使ってふくらはぎの筋肉をかかとのほうへ引き寄せます。

2 その姿勢のまま、20秒間、腰から体を伸ばし、それから膝を曲げてまっすぐ立つまで両手と腰を持ち上げます。そしてダンダ・アーサナの姿勢で座るまで両脚を伸ばします。

深くすわる

ステップ2で深くすわるときは、上の写真のように、お尻が両足のあいだのマットの上にのっていなければなりません。お尻が床につかないときは、発泡プラスチックのブロックか電話帳を両足のあいだに置いて、そのうえに座るようにしてください。

伝統的なポーズ　座っておこなうポーズと膝を曲げておこなうポーズ

107

床に座るときの基本

ダンダ・アーサナが杖のポーズと呼ばれるのは、背中を杖のようにまっすぐにして、しっかりと伸ばさなければならないからです。発泡プラスチックか2、3回折りたたんだブランケットのうえに座って練習するとうまくいきます。肉付きのよいお尻の両側に向かって形成された大きな臀筋を引っ張りながら、床にお尻を下ろしてください。自分の体を持ち上げやすくするためには、両脚を床に押しつけて、腰からしっかりと伸ばすために反動を使う必要があります。

膝を曲げる

ヒーローのポーズ、ヴィーラ・アーサナでは膝を曲げ、大きく広げた両足のあいだに座ります。膝がよく曲がらない人にとってはよい運動です。けれどもお尻で深く座るときは、脚を内側に曲げ

杖のポーズを分析する

座っておこなうポーズの基礎となる106ページのダンダ・アーサナは簡単そうに見えますが、きちんとおこなうには、左の写真に示された細かな点、すべてに注意を払う必要があります。

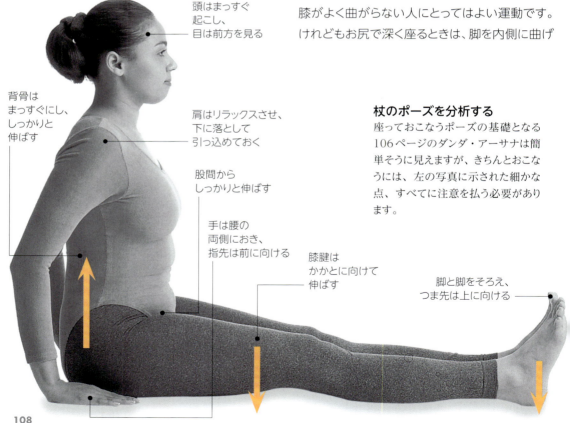

- 頭はまっすぐ起こし、目は前方を見る
- 背骨はまっすぐにし、しっかりと伸ばす
- 肩はリラックスさせ、下に落として引っ込めておく
- 股間からしっかりと伸ばす
- 手は腰の両側におき、指先は前に向ける
- 膝腱はかかとに向けて伸ばす
- 脚と脚をそろえ、つま先は上に向ける

伝統的なポーズ 床に座るときの基本

た状態でお尻を床につけないでください。膝が平らに伸びず、苦痛の原因となります。両足のあいだに発泡プラスチックをおくと、太ももが正しい位置に保たれ、腰から伸ばすときに背中をまっすぐにしやすくなります。最初のうち、膝や足が痛かったら、小さく折りたたんだタオルやブランケットを両膝の裏側か、足首と足の下におきましょう。

ヒーローのポーズを分析する

右の写真の細かな点に注意して、107ページのヒーローのポーズ、ヴィーラ・アーサナを完成させましょう。

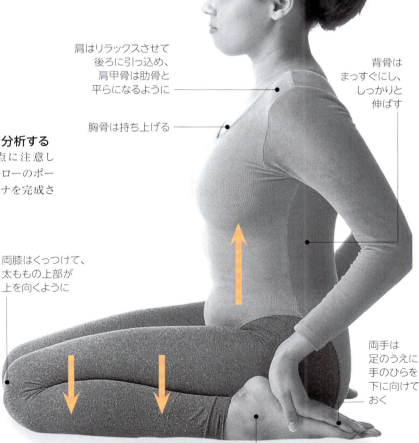

- 肩はリラックスさせて後ろに引っ込め、肩甲骨は肋骨と平らになるように
- 胸骨は持ち上げる
- 背骨はまっすぐにし、しっかりと伸ばす
- 両膝はくっつけて、太ももの上部が上を向くように
- 両手は足のうえに手のひらを下に向けておく
- 足の甲は腰に触れ、つま先は後ろに向ける

109

座っておこなう開脚のポーズ

バッダ・コーナ・アーサナは、よく靴職人のポーズと呼ばれます。なぜなら、インドでは靴職人は昔から両膝を広く離して両足を合わせた座りかたで仕事をしているからです。靴職人のポーズや、**ウパヴィシュタ・コーナ・アーサナ**と呼ばれる座っておこなう開脚のポーズのように、両脚を大きな角度に折り曲げて座ると、股関節のあたりをよく伸ばすことができます。このポーズは尿疾患を防いだり、月経痛をやわらげたりするのに効果的とされています。

ベルトを使う

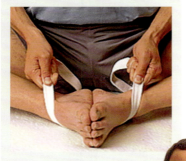

足の位置を保ちながら背中をまっすぐにしておくために、足にベルトを巻きつけて、それを引っ張らなくてはならないかもしれません。そうすれば、ウエストから体を曲げなくなります。

靴職人のポーズ

1 杖のポーズで座って（p.106参照）体をしっかりと伸ばし、それから膝を曲げて、両足の裏を合わせます。

2 両手を足に巻きつけ、両足を股間のほうに引き寄せます。両足の裏を押しつけながら、膝を床のほうに下げ、腰からしっかりと伸ばして胸骨を持ち上げます。そのままの姿勢を30〜60秒保ちます。

休息して終了する

両手を腰の横の床に置き、両脚をまっすぐにして、休みます。

座っておこなう開脚のポーズ

1 杖のポーズで座って体をしっかりと伸ばします。それから背中をまっすぐにして、足先を上に向けたまま、痛くないところまで両脚を遠くに移動させ、角度を大きくしていきます。手と脚で床を押し、しっかりと体を伸ばしてから息を吐き、胴体を腰から前に曲げていきます。両腕は伸ばしたまま、足の親指をつかんでおきます。そのままの姿勢を5～10秒保ちます。

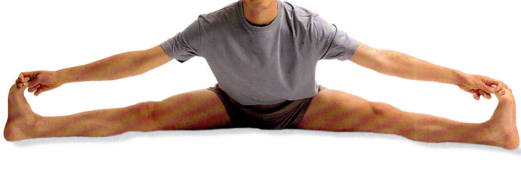

2 息を吐いてから、つま先を引っ張りながら体を前に曲げます。そのとき、できるだけ遠い場所に——できれば、額が床につくまで体をたおしていきます。体を伸ばしたまま5～10秒そのままの姿勢を保ちます。

繰り返して終了する
息を吸ってから頭と体を起こし、両手を腰の横のマットのうえにおき、それから両脚をそろえてから休みます。

注意点
ステップ1でつま先を持ったとき脚がつっぱる感じがしたら、ステップ2には進まないでください。代わりに息を吸って両脚をそろえて休んでください。背中と腰がもう少し柔軟になってから、このポーズをおこなうようにしましょう。

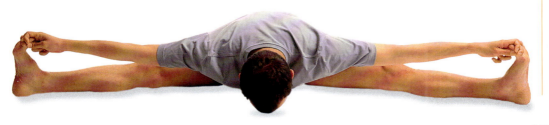

腰の関節を伸ばす

脚を開く2つのポーズは、股間のあたりを伸ばすと同時に、腰を柔軟にする効果もあります。座っておこなう開脚のポーズでは、背骨をウエストから曲げずに、できるだけ遠くに傾斜させて前屈します。こうした動きは、腰椎や腰の関節、それからお尻や太ももの筋肉や腱の運動になります。そして靴職人のポーズでは、背中をまっすぐにしたまま、曲げた膝を床のほうに下げていきます。

靴職人のポーズを分析する
右の写真には110ページで紹介した靴職人のポーズのステップ2を確認するための重要な細かい点が説明されています。

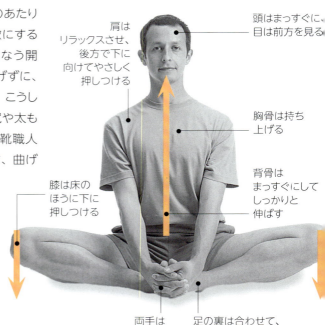

肩はリラックスさせ、後方で下に向けてやさしく押しつける

頭はまっすぐに。目は前方を見る

胸骨は持ち上げる

背骨はまっすぐにしてしっかりと伸ばす

膝は床のほうに下に押しつける

両手は足のあたりで組む

足の裏は合わせて、股間のほうに押していく

肩は広げて、肩甲骨が肋骨と平らになるようにする

伝統的なポーズ　**腰の関節を伸ばす**

体を伸ばしやすくするために

どちらのポーズもはじめは折りたたんだブランケットか発泡プラスチックのうえに座って練習してください。そうすれば腰の下の部分を持ち上げやすくなり、さらに靴職人のポーズをするときに膝を床に下ろしやすくなります。はじめのうち、膝が床から浮いてしまう場合は、折りたたんだブランケットを3枚か、発泡プラスチックを2つほど重ねたうえに座りましょう。

座っておこなう開脚のポーズで前屈するときに両手がつま先に届かなくても、ウエストから曲げてはいけません。ふくらはぎをおさえて、腰を屈曲させるようにしましょう。最初マットに額がつくほど体を下ろすことができなければ、自分の前に発泡プラスチックか椅子の座部をおいて、そのうえに額をつけてみてください。練習をしていればいつかは、胴体がさらに前に伸びるようになり、完全なポーズで額をマットにつけることができるようになるでしょう。

座っておこなう開脚のポーズを分析する

111ページの座っておこなう開脚のポーズを一通り練習したら、写真の説明にあるような細かな点が正しくできているか確認してみましょう。

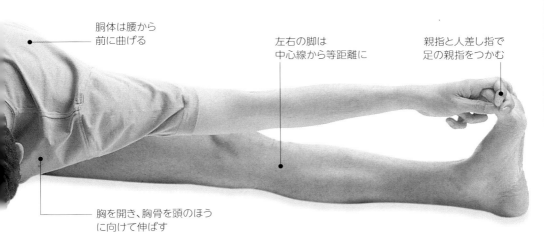

- 胴体は腰から前に曲げる
- 左右の脚は中心線から等距離に
- 親指と人差し指で足の親指をつかむ
- 胸を開き、胸骨を頭のほうに向けて伸ばす

113

頭を膝につけるポーズ

頭を膝につけるポーズ、あるいは**ジャーヌ・シールシャ・アーサナ**と呼ばれるポーズは、座った状態で前屈をするポーズです。消化機能器官、なかでも肝臓と腎臓に刺激を与え、とくに前立腺に疾患をもつ男性によいと言われています。すべての前屈と同じように、安らぎをあたえる、穏やかなポーズです。

1 杖のポーズで座り、両手を腰の横の床におきます。左の膝を曲げ、曲げた膝を床につけたまま、さらに右脚と90度の角度になるまで左脚を引き寄せます。足は右の太ももに押しつけるようにします。

2 両脚を下に押しつけ、息を吐いてから体を前に伸ばして、腰をまっすぐにしたまま右足をつかみます。腰から持ち上げて上を見ます。息を吸って足を引っ張ります。

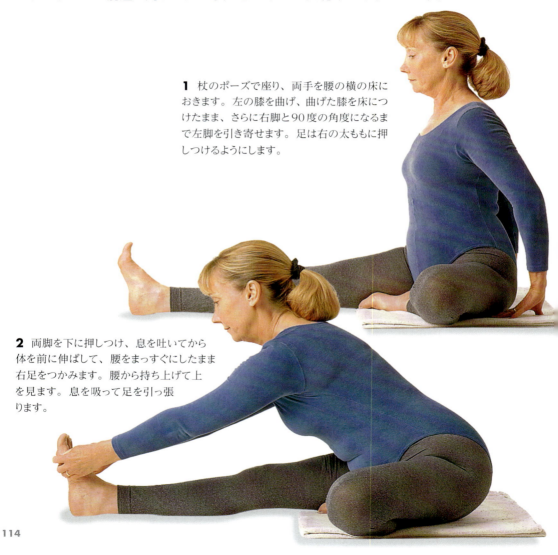

伝統的なポーズ　頭を膝につけるポーズ

ポーズをしながらリラックスする

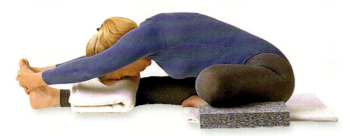

膝を曲げたときに痛みを感じたら、発泡プラスチックか折りたたんだブランケットのうえに曲げた膝をのせてください。頭と首はリラックスさせていなくてはいけません。額がすねに届かないときは、そのうえに3、4回折りたたんだブランケットか発泡プラスチックをおいてみましょう。

3 息を吐き、額をすねに乗せるように、胴体を右脚の上に伸ばします。10～15秒、普通に呼吸をしながら、体を伸ばしたままにします。

繰り返して終了する

足を放して、左脚を伸ばします。息を吸ってから頭と体を起こして杖のポーズで座ります。それからステップ1～3を、今度は右脚を曲げておこないます。

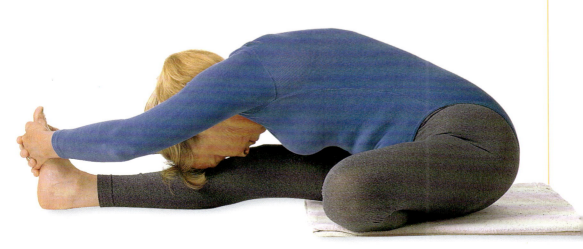

背骨をまっすぐにする

座ってておこなう前屈のポーズはすべて、杖のポーズで始めます。そしてできるだけまっすぐに背中を伸ばすことが重要になってきます。114〜115ページで紹介したジャーヌ・シールシャ・アーサナのポーズで頭を膝につけるように前屈をするときは、胴体を腰から持ち上げ、股間から前に伸ばすようにして、長く引き伸ばさなければなりません。ウエストから曲げると、胴体をまっすぐにするのが難しいことがわかるでしょう。手も足に届かないかもしれません。ポーズをおこなうたびに、背骨の5本目の腰椎から頭蓋骨がのっている環椎までを伸ばし、胴体は股間から胸骨までを伸ばすようにしてみましょう。

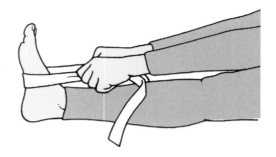

ポーズに取り組む
伸ばした足にベルトを巻きつけて、
腰から体を曲げるようにしましょう。
それぞれの手でそれぞれ
ベルトの端を持って引っ張ります。
足をベルトに押しつけ、
手を下に下げるようにします。
まずは右、それから左、その後また右と続けます。

体をきちんと伸ばす

ステップ2では、両脚を下に押しつけましょう。そうすればステップ3で、伸ばした脚の上に頭を下ろすときにさらに体を伸ばすことができます。足に手が届く場合は、両手でつかんでください。そして足を引っ張ると、てこの作用で胴体を前に曲げることができます。けれども足をつかもうとして体に無理をさせてはいけません。代わりに、上の図のようにベルトを使って胴体を前に引っ張りましょう。ベルトを使えば、背骨がまっすぐのまま、体を伸ばすことができ、さらに練習するにつれて少しずつ胴体を前に曲げながら、手も前に動かすことができるようになります。はじめのうち頭が脚に届かないときは、折りたたんだブランケットか発泡プラスチックをすねのうえにのせ、そのうえに頭をのせるようにしてください──そして痛さを感じる場合は、曲げた膝の下にも1枚ブランケットをおきましょう。練習するにつれて、体はより柔軟になり、ついには手を足のあたりに巻きつけ、脚のうえに額をのせてポーズを完成させたままリラックスすることができるようになります。

伝統的なポーズ　背骨をまっすぐにする

気をつけるポイント

- ステップ1で脚を曲げるとき、足は反対側の脚のほうに引き寄せ、ちょうど股間と太ももの上部のあたりにくるようにしてください。伸ばしている脚や太ももの下にならないように気をつけて引き寄せましょう。
- 胸を床と平行にしたまま、胴体を頭の方に伸ばしましょう。胸骨とまっすぐにした脚は一直線になります。

頭を膝につけるポーズを分析する

下の写真に示した細かな点によく注意すれば、115ページの頭を膝につけるポーズを完成させることができるでしょう。

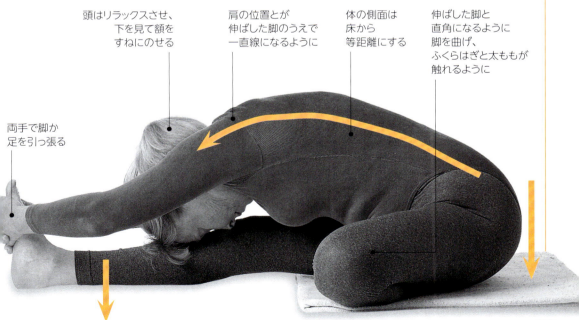

頭はリラックスさせ、下を見て額をすねにのせる

肩の位置とが伸ばした脚のうえで一直線になるように

体の側面は床から等距離にする

伸ばした脚と直角になるように脚を曲げ、ふくらはぎと太ももが触れるように

両手で脚か足を引っ張る

3つの肢のポーズ

このポーズでは、体には3つの肢があると考えます。足、膝、そしてお尻です。サンスクリット語の長い名称では――**ティリャング・ムカイカパーダ・パシュチマッターナ・アーサナ**――といい、頭を片方の脚につける前屈のポーズであることを示しています。このポーズをおこなうと消化器官に刺激を与え、心と脳をリラックスさせ、そして脚や足の痛みや腫れを軽くするということです。

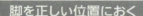
脚を正しい位置におく

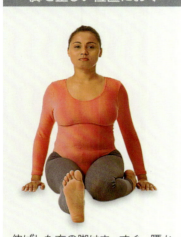

1 杖のポーズ（p.106を参照）で座り、脚を伸ばして左膝を曲げ、左脚を右脚のほうに引き寄せます。左足は、左側のお尻の横に足裏が上を向くようにして曲げましょう。

伸ばした方の脚はまっすぐ、腰から遠くへ伸ばしたままです。膝とつま先は上に向けます。この位置を崩さずに、太ももと脚のかかとの内側がお尻に触れるまで、曲げた方の脚を伸ばした方の脚に引き寄せます。

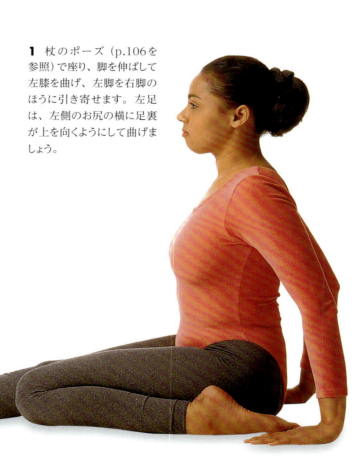

伝統的なポーズ　3つの肢のポーズ

2　両脚とも下に押しつけ、背骨は持ち上げます。息を吐いてから前に体を伸ばして、伸ばしたほうの足をつかんでください。額がすねにつくように、胴体を腰から前に、伸ばした脚のうえに伸ばします。そのままの姿勢を20秒間保ちます。

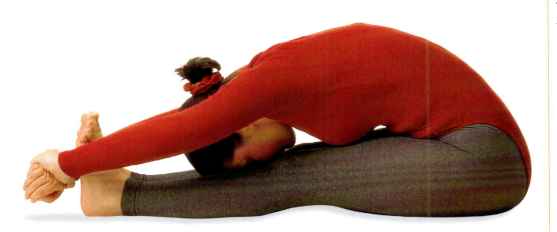

骨盤を水平にする

骨盤は水平にしておきましょう。ステップ1で脚を曲げるときも、腰角は正しい位置のままでなくてはいけません。さらに両方の座骨はポーズのあいだずっと床のほうに、下に押しつけていなくてはいけません。

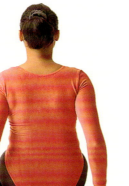

繰り返して終了する

頭を起こし、背骨を伸ばしてまっすぐにしたら、手を放します。胴体を起こして杖のポーズで座りましょう。それからステップ1と2を、今度は右脚を曲げておこないます。

119

脚と足を使う

脚と足はしばしば使いすぎていますが、運動をさせてはいません。118〜119ページの3つの肢のポーズをおこなうと、脚の均衡を正すことができます。それぞれの脚を代わるがわる曲げたり伸ばしたりすると、膝の関節が動き、足首の関節が伸びて柔らかくなり、足の裏が強くなります。伸ばした脚を下に押すようにしながら足のほうに伸ばすと、膝腱や大腿四頭筋、それからふくらはぎの筋肉の運動になります。

3つの肢

この3つの肢のポーズでいう3つ目の肢はお尻であり、一方でお尻は、前屈で腰の動きを生じさせる役割の腰にストレスを加えてもいます。まず腰の位置を水平に保ち、杖のポーズで座った姿勢で始め、脚を曲げて胴体を前に傾けながら、両方の座骨を均等に下に押していきます。こうした動きのあいだ腰の位置を保つのがむずかしければ、折りたたんだブランケットや発泡プラスチックのうえに座って、骨盤の位置を高くしましょう。114〜115ページの頭を膝につけるポーズが外転筋——脚を腰から外に向ける筋肉——を働かせる一方で、このポーズは内転筋の運動になります。この筋肉は脚を身体の中線の方に内側に向ける働きをします。太ももを

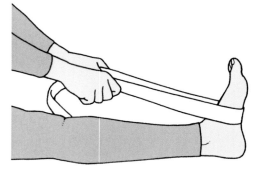

ベルトを使う
足の裏にベルトを巻きつけて、
それぞれの手で
それぞれのベルトの端を持ちます。
背骨をしっかりと伸ばして、
手でベルトを引っ張ります。
そのとき腰から前屈するために、
足でベルトを押すようにします。

水平に保ちながら下に押しつけ、両方の中心線を際立たせるために、それらの筋肉を利用しましょう。

腰と両脚を下に押しつけ、胴体を持ち上げてから体を前方に伸ばします。伸ばした脚のふくらはぎまでしか手が届かない場合は、図のようにベルトを使ってください。そして頭がすねに触れないときは、クッションか椅子の座部のうえに頭がくるようにしてみましょう。

がんばって3つの肢のポーズをやり通せば、腰の関節が動きやすくなり、練習とともに、難なく両手で足の裏を握ることができるようになるでしょう。

気をつけるポイント

- バランスを保ちましょう——太ももの中心線はずっと天井を向いていなければなりません
- 足を引っ張って、てこの原理で体が前にいくようにしましょう。曲げた両ひじは床から同じ距離に保ちます。
- 体の後面だけでなく、骨盤から胸骨まで体の前面も伸ばしましょう。

3つの肢のポーズを分析する

ヨーガでは身体の各部を正しい位置においておこなうことが不可欠です。以下に示した細かい点を確認して、119ページの3つの肢のポーズのステップ2に取り組みましょう。

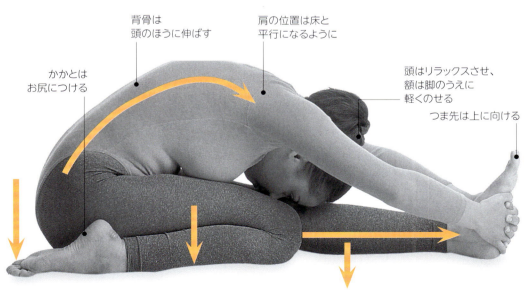

座っておこなう前屈のポーズ

この前屈のポーズは、**パシュチマッターナ・アーサナ**と呼ばれ、体を半分に折りたたむように、腰から体全体を前に伸ばします。背骨の下の心臓を正しい位置におくことによって、心臓の仕事量が縮小し、背骨が伸び、そして下半身への血液の循環が増えます。したがって心が穏やかになり、リラックスして元気を回復し、新たな活力が回復します。

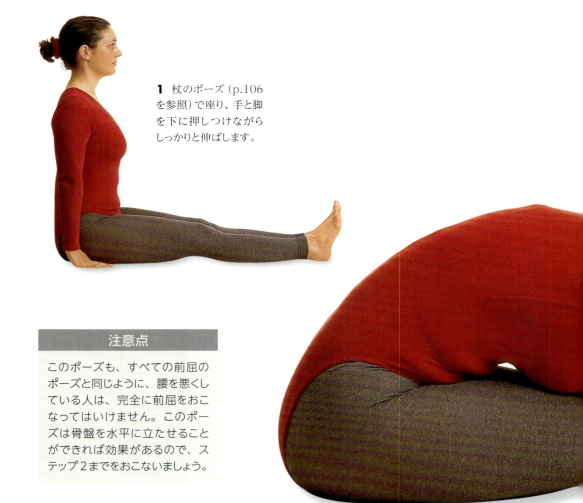

1 杖のポーズ（p.106を参照）で座り、手と脚を下に押しつけながらしっかりと伸ばします。

注意点

このポーズも、すべての前屈のポーズと同じように、腰を悪くしている人は、完全に前屈をおこなってはいけません。このポーズは骨盤を水平に立たせることができれば効果があるので、ステップ2までをおこないましょう。

2 息を吐いて腰から体を曲げ、両腕を前方に伸ばして両足の側面をつかみます。背骨はまっすぐにしましょう。

ポーズに取り組む

足に手を届かせようとして体をウエストから曲げないようにしましょう。代わりに、足の裏にベルトを巻きつけて、できるだけベルトの遠くに手をもっていきましょう。練習のたびにベルトを握る手を動かしながら、腰よりも少し先に体を伸ばしていきましょう。

伝統的なポーズ　座っておこなう前屈のポーズ

3 胴体を脚のうえに伸ばします。脚を引っ張りながらひじを外側に曲げ、額をすねのうえにのせるように頭を低くしていきます。そのままの姿勢を20秒保ちます。

繰り返して終了する

頭を起こし、手を放してから、背中をまっすぐにしたまま胴体を起こして杖のポーズで座ります。それから休みます。

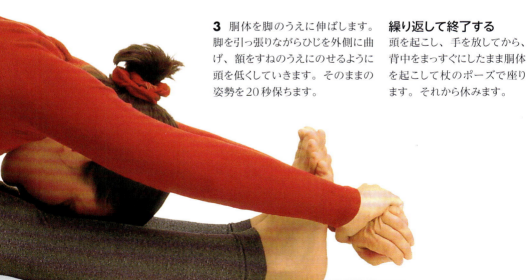

123

体を極度に伸ばす

座ってこなう前屈の終わりとなるのが、この連続した3つの前屈です。すべてのストレッチのなかでももっとも体を激しく伸ばします。背中がとてもしなやかな場合や腰の関節が柔軟な場合を除いて、支えを使わずにこのポーズを完成できるようになるまでには、かなり長いあいだ練習しなければならないかもしれません。膝かふくらはぎのあたりまで前屈することができるなら、発泡プラスチックか折りたたんだブランケットのうえに座って始め、できるだけ背中をまっすぐにしながら胴体を前に引っ張るためにベルトを使ってみてください。はじめは伸ばした脚のうえに低い椅子をおいたり、あるいは膝のうえにいくつか発泡プラスチックをのせて、そのうえに額をおいて練習しなければならない人もいるかもしれません。体に柔軟性が出てくれば、前屈はもっと簡単になるでしょう。

勢いをつけて体を伸ばす

腰から体をしっかりと伸ばしていると、体を腰から曲げやすくなります。また、背骨も伸び、より遠くに手が届くようになります。胴体を後ろへたわませると大変なポーズもやりやすくなります。ですからときどき休んで、座骨、両脚、両足を床に向けてしっかりと押しつけ、勢いをつけて背骨と胸骨を頭のほうに伸ばしましょう。胴体を前に動かしながら、ひじは外側に伸ばし――あるいはベルトを引っ張りながら――足をつかんでください。最終的には、手で足のあたりをつかみ、胴体と額を脚のうえにおいて休むことができるようになるでしょう。心を落ち着かせ、安らかな姿勢のまま、呼吸はいつも通りリズミカルにおこないます。

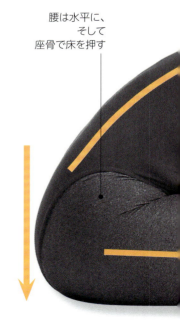

腰は水平に、そして座骨で床を押す

伝統的なポーズ　体を極度に伸ばす

気をつけるポイント

- 体を伸ばす前に息を吸い、息を吐きながら体を前に倒すことを忘れないでください。
- 肩はリラックスさせたまま、肩甲骨は肋骨と平らになるようにしてください。
- 胴体を前に曲げながら、背骨がまっすぐに長く伸びている様子を想像しましょう。

座っておこなう前屈のポーズを分析する

下の写真に示された細かな点を確認して、123ページの座っておこなう前屈のポーズのステップ3にある完全な前屈を完成させてください。

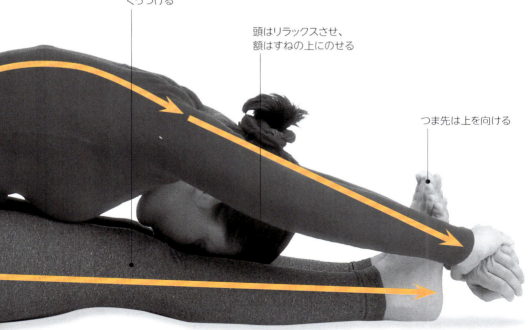

両脚はそろえ、膝頭を上にして、両脚の膝とくるぶしをくっつける

頭はリラックスさせ、額はすねの上にのせる

つま先は上を向ける

床でおこなう靴職人のポーズ

靴職人のポーズを横になっておこなうこのやり方は、**スプタ・バッダ・コーナ・アーサナ**と呼ばれ、動きのないポーズの安らかな姿勢です。股間のあたりをかなりしっかりと伸ばし、骨盤への血液の循環をよくし、脚と腰の筋肉の調子を高めます。

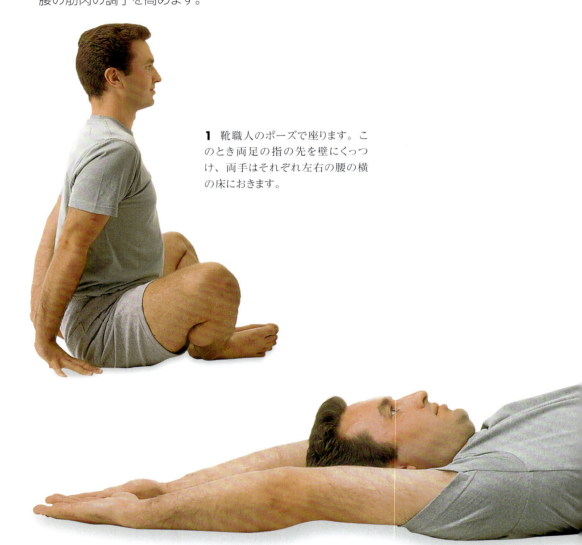

1 靴職人のポーズで座ります。このとき両足の指の先を壁にくっつけ、両手はそれぞれ左右の腰の横の床におきます。

伝統的なポーズ **床でおこなう靴職人のポーズ**

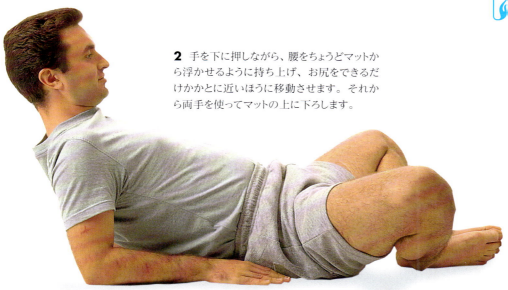

2 手を下に押しながら、腰をちょうどマットから浮かせるように持ち上げ、お尻をできるだけかかとに近いほうに移動させます。それから両手を使ってマットの上に下ろします。

3 腰をマットから浮かせるように持ち上げ、お尻をかかとの近くに移動させます。それからお尻を下げて、マットのうえに頭をおろします。両腕は頭のうえでリラックスさせます。1〜2分このままの姿勢を保ちます。

終了して休む
両腕を体の側面のマットのうえにおき、脚を曲げたまま体を横に回転させてまっすぐに座り、脚を伸ばして休みます。

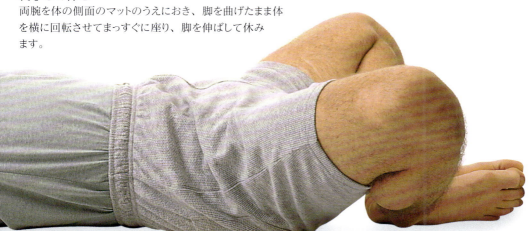

休息するポーズ

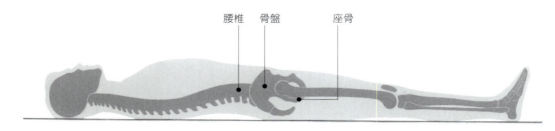

腰椎　骨盤　座骨

　ある点では床でおこなうポーズは立っておこなうポーズよりもたいへんだと思われるかもしれません。空気は難なく吸えても、単純に床は硬いからです。けれどもほかの点を見てみると、床でおこなうポーズは立っておこなうポーズよりも、横になっているときにリラックスしやすいため、より安らかなポーズであることがわかります。床でおこなう靴職人のポーズは申し分のない例です。これは動きのないポーズ――1度だけ体を伸ばしますが、姿勢は変えません――なので、110ページで紹介した座っておこなう靴職人のポーズよりも、床に横になっておこなう、より安らかなポーズです。

負担をなくす
横になったときに
骨盤が適切な位置にあれば、
腰椎はマットの近くになり、より快適です。

けれども、横になっておこなうすべてのポーズと同じように、横になっているときに腰のあたりに弓形の隙間ができていると、休息できません。腰椎をのばして隙間をなくしましょう。ステップ2をおこなうときに、腰を持ち上げて、お尻をかかとのほうに移動させてください。

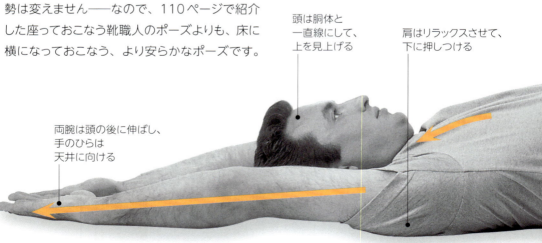

両腕は頭の後に伸ばし、
手のひらは
天井に向ける

頭は胴体と
一直線にして、
上を見上げる

肩はリラックスさせて、
下に押しつける

伝統的なポーズ　休息するポーズ

上半身を支える

はじめる前に、あおむけに休んだときウエストと頭がくるあいだあたりの床に、四角に折りたたんだブランケットを置きましょう。背中の上の方を支えてくれます。太ももから股間にかけてしっかりと伸ばすために、足はできるだけ股間の近くにもっていく必要があります。膝が硬い場合は、股間と足のあいだを広く空けてください。ブランケットのうえにどっかりと横になり、腰のあたりと座骨を壁のほうに、ウエストから離すように伸ばすことに集中しましょう。

気をつけるポイント

- まずつま先を壁につけてからポーズをはじめましょう。そうすれば、あおむけに休んで体を伸ばすときに、足が股間から遠くにはなれていってしまうことは絶対にありません。
- 腰角は頭のほうに、そして座骨は足のほうに伸ばしていましょう。

床でおこなう
靴職人のポーズを分析する

127ページの床でおこなう靴職人のポーズのステップ3でしっかりと体を伸ばせるように、下に示された細かな点を確認しましょう。

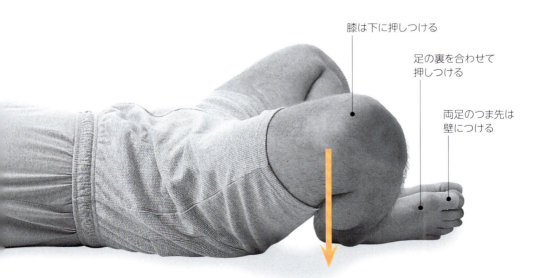

膝は下に押しつける

足の裏を合わせて押しつける

両足のつま先は壁につける

129

下を向く犬のポーズ

アドムカシュヴァナ・アーサナと呼ばれるこのポーズは、犬が空中にそのお尻を伸ばしているところに似ています。このポーズは治癒のポーズであり、肩こり、脚やかかとの張りや疲れを取り除きます。また心拍がゆっくりになり、脳や神経系を活気づけるので、疲れも取り除きます。

1 滑らないマットのうえに、顔を下に向けて横になります。このときひじは曲げ、手のひらを下にしてマットに手をつきます。指は広げて、指先がちょうど肩の下にくるようにおき、両足は30cmほど広げます。

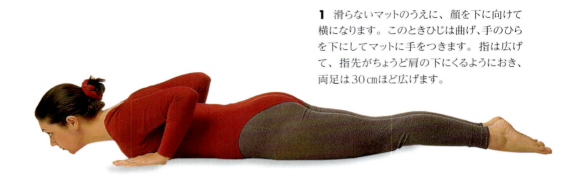

2 息を吐いてから、手と足で床を押して膝がつく姿勢になるまで体を起こします。両手の中指が平行になるように手の位置を調整してから、指を前に伸ばします。つま先は折り曲げて引き寄せ、息を吸います。

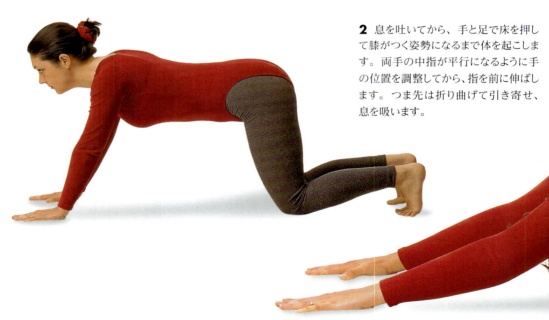

つま先とかかと

ポーズをおこなっているあいだ、両足は30cmほど離しておきます。ステップ3では、痛くない程度にかかとをできるだけ床まで下ろしましょう。両脚を腰のほうに向けて上に伸ばしながら、マットの方に押しつけます。

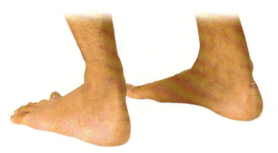

伝統的なポーズ　下を向く犬のポーズ

3 息を吐きながら、体が逆さのVの形をつくるように腰を持ち上げます。両手とかかとで床を押しながら、両腕と両脚を腰のほうに向けて上に伸ばし、頭を肩のあいだに下ろします。そのままの姿勢を15〜20秒保ちます。

終了して休む
頭を起こし、両足を曲げて膝をつき、それから膝を曲げておこなう前屈のポーズで休みます。

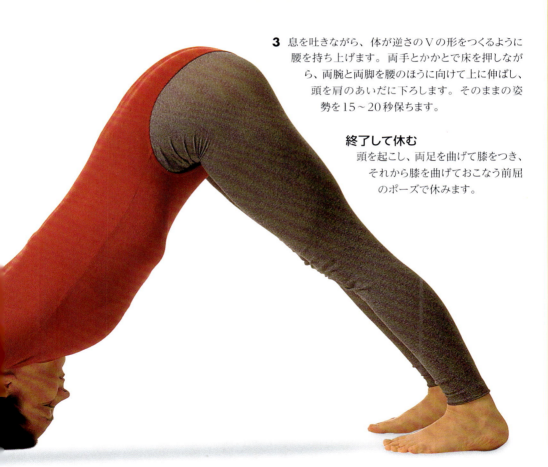

力を集める

下を向く犬のポーズは体全体を伸ばし、血液の循環を良くするので、疲れを癒すにはすばらしいポーズです。しっかりと体を伸ばすために、体の各部の位置に注意しましょう。まずはじめに両手の位置を注意深く決めて指を広げ、中指を平行にし、指先が肩の位置にくるようにします。腰を持ち上げた瞬間から体を伸ばしはじめます。足と手を下に押しつけ、両腕を上に伸ばし、そして体の側面に沿って伸ばしていきます。

逆さのVの形をつくる

腰を頂点として、まっすぐに伸ばした脚が逆さのVの形の片方の線をつくり、腕がもう一方の線をつくります。脚をまっすぐにしているとき、かかとを床につけていられないほど足を遠くにおいてはいけません。しっかりと体を伸ばせば伸ばすほど、かかとは下がります。ですから本当にしっかりと体を伸ばして、かかとをさらに下に落とすようにしましょう。足を床に押しつけて、Vの形の頂点の腰に向かって太ももをしっかりと伸ばしてください。同時に、両腕も腰の方にしっかりと伸ばします。首は頭がぶらさがっている感じにリラックスさせ、頭頂部は床につけます。足と脚、それから手で体の裏側を伸ばします。ただし腹部はリラックスさせたままです。

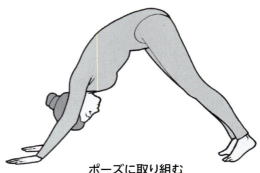

ポーズに取り組む
体で確実に逆さのVの形ができているか、できれば鏡に姿を映して確認してみましょう。脚と背中が、上の図のように湾曲しておらず、もっとまっすぐになっていなければいけません。
かかとも床に下ろします。
胴体と脚は、手と足から離して
しっかりと伸ばします。

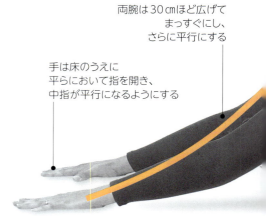

両腕は30cmほど広げて
まっすぐにし、
さらに平行にする

手は床のうえに
平らにおいて指を開き、
中指が平行になるようにする

伝統的なポーズ　力を集める

気をつけるポイント

- このポーズを練習するときは、敷物や滑りやすい床のうえではおこなわないようにしましょう。その代わりに、底面がすべらないマット、あるいは床の全面をおおう敷物などの上で練習してください。
- 手と足の位置は、ポーズをおこなっているときは変えてはいけません。ポーズのはじめに、手と足を体の位置からみて正しい場所におきましょう。手足の位置を動かすと、ポーズの効果がなくなります。

下を向く犬のポーズを分析する

131ページの下を向く犬のポーズのステップ3を完成させるために、ここに示された細かな点を、時間をかけてすべて体に覚えこませてください。

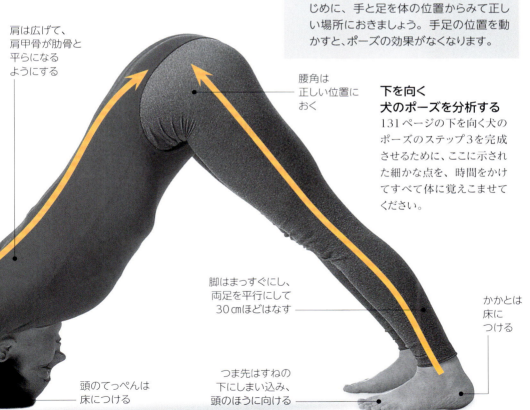

- 肩は広げて、肩甲骨が肋骨と平らになるようにする
- 腰角は正しい位置におく
- 脚はまっすぐにし、両足を平行にして30cmほどはなす
- かかとは床につける
- 頭のてっぺんは床につける
- つま先はすねの下にしまい込み、頭のほうに向ける

かんぬきのポーズ

このポーズは、**パリガ・アーサナ**と呼ばれ、胴体と両腕のかんぬきのついた、どちらかといえば門のような形を体でつくります。三角のポーズと同様に体の側面を伸ばしますが、膝を曲げて胴体を片側へ伸ばすので、三角のポーズよりはややきついポーズです。

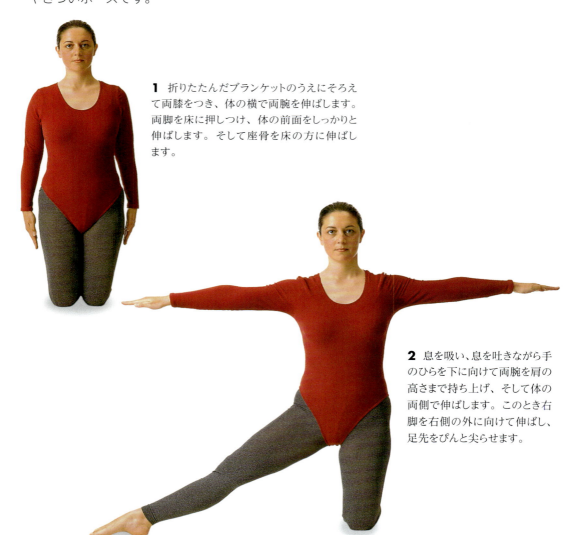

1 折りたたんだブランケットのうえにそろえて両膝をつき、体の横で両腕を伸ばします。両脚を床に押しつけ、体の前面をしっかりと伸ばします。そして座骨を床の方に伸ばします。

2 息を吸い、息を吐きながら手のひらを下に向けて両腕を肩の高さまで持ち上げ、そして体の両側で伸ばします。このとき右脚を右側の外に向けて伸ばし、足先をぴんと尖らせます。

3 両腕はまっすぐに、そして胴体も前にまっすぐ向けたまま息を吸い、息を吐きながら胴体を腰から右のほうへ、右手の甲が脚に触れるまで曲げていきます。

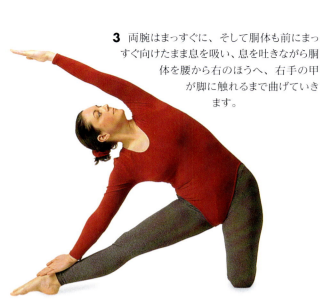

腕を引き上げる

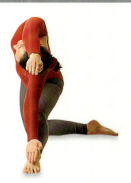

胴体は前に向けたままで、肩も水平に広げたまま、上腕部を頭の側面に沿って傾けます。耳の後で後方に伸ばすように練習しましょう。

4 左腕の上腕部が左の耳のうえにくるまで、左腕を右に動かします。そのままの姿勢で10秒間しっかりと伸ばします。

繰り返して終了する

今度は左に体を曲げ、左脚を左に伸ばして、ステップ1〜4をおこないます。ステップ1に戻って深く座り、休息します。

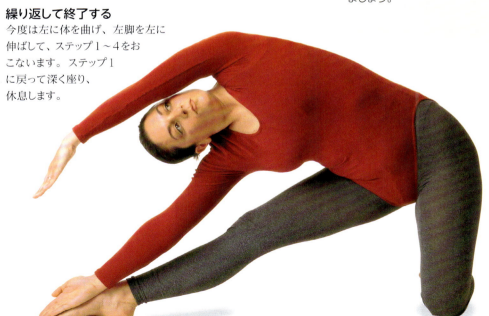

伝統的なポーズ　かんぬきのポーズ

135

体の側面を伸ばす

　かんぬきのポーズは、体の側面を伸ばすポーズです。1度の動きで腰と腹部を曲げて伸ばす、腹部と胃とウエストを整えるにはすばらしい運動です。このポーズは膝を曲げておこないますが、最初にしっかりと体を伸ばすことが体の側面をきちんと伸ばすかぎになります。したがって膝を曲げた姿勢でちょっと止まり、両脚をしっかりと床に押しつけて、膝から体の前面、そして頭頂部まですべてをしっかりと伸ばしてください。そのとき腰角もしっかりと持ち上げ、そして座骨は下に向けて伸ばします。

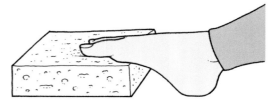

ポーズに取り組む
マットのうえに、
伸ばした足のつま先をおき、
すねを上に向けておくのが大変な場合、
足を発泡プラスチックや
折りたたんだブランケットのうえに
おいてください。

側面を伸ばす

　両腕を上げていくとき、肩を意識しましょう。肩甲骨と肋骨を平らにしたまま鎖骨の端から端までを広げます。胴体を曲げるとき、肩と腰が前に傾かないように気をつけてください。そうではなくて、お尻と肩が壁にくっついているかのように、肩と腰が一直線になるようにします。尾骨はしまい込んだままで、伸ばしたほうの足は曲げたほうの脚の膝と一本の線上に並びます。胴体は前に向けたまま、腰から曲げます。腰から体全体をできるだけ体の側面の遠いところに伸ばします。そのとき呼吸は普通におこない、太ももから腰の関節までと、体の両側面がしっかりと伸びていることを感じましょう。

　両腕はまっすぐにしたまま、頭のうえでできるだけ近くなるようにもっていきます。はじめは両腕のあいだを狭くし、上げた腕を単に垂直にしておくのさえ難しかったり、つらいと感じたりするでしょう。練習をするうちに、腰や肩の関節はよりしなやかになり、ついには手のひらが触れて、足のうえに手の甲をおくことができるくらい、側面をさらに曲げることができるようになります。

伝統的なポーズ **体の側面を伸ばす**

気をつけるポイント

- 脚を片側に伸ばすとき、腰から外に向けましょう。そうすれば膝頭と脛骨はポーズのあいだ上を向いています。
- 胴体を右、あるいは左に曲げるとき、顔は上になっている腕のほうに向け、見上げるようにします。

かんぬきのポーズを分析する

135ページのかんぬきのポーズのステップ4で効果的に体を伸ばすには、下の写真に示した細かな点ができているかがかぎです。右のすねと足をマットのうえにのせることを心に留めておきましょう。

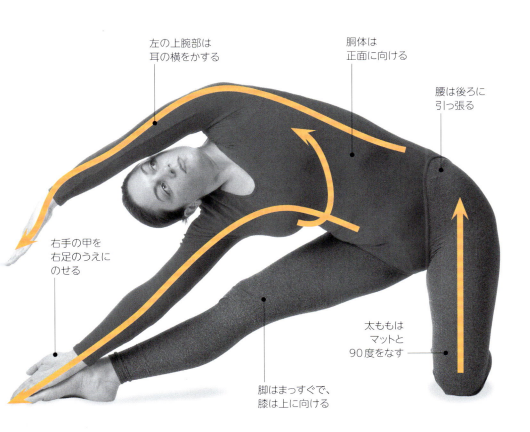

左の上腕部は耳の横をかする

胴体は正面に向ける

腰は後ろに引っ張る

右手の甲を右足のうえにのせる

脚はまっすぐで、膝は上に向ける

太ももはマットと90度をなす

腹部をねじるポーズ

たるんだ腹部の筋肉のための究極のポーズが、この**ジャタラ・パリヴァルタナ・アーサナ**であり、この運動をすることで、肝臓や脾臓、膵臓、そして腸の機能も改善されます。体を細くするのによい運動とされており、さらには腰痛を取り除くともいわれています。ウエストを爽快に伸ばしながら、両脚を体の片側から反対側へ振って、半円を描くように動かします。

1 マットのうえにあおむけになり、両脚を曲げます。両腕を左右に出して伸ばし、手のひらは上を向けます。

2 肩を下におしつけながら、両脚を上げ、膝を内側に、胸の方に引き寄せます。

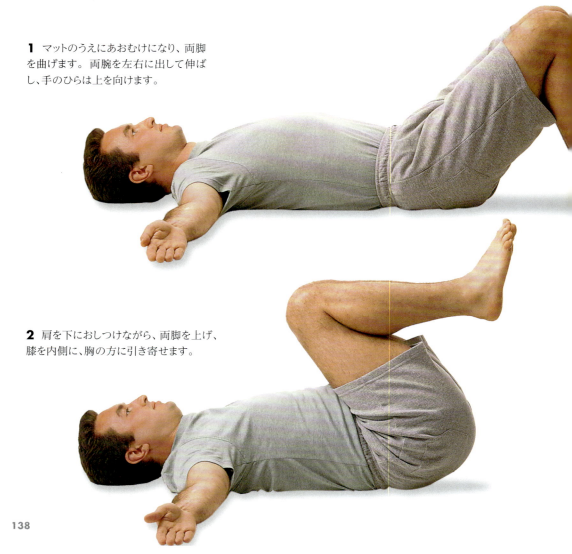

肩を正しい位置におく

膝を右側に倒していくとき、左側の肩を持ち上げてはいけません。両肩は正しい位置のまま、ポーズのあいだずっとマットにつけておきます。

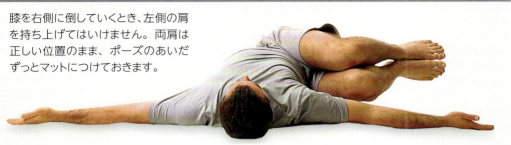

3 左の肩はマットにつけたまま、膝を右側に振り動かします。そのとき腹部（横隔膜と骨盤のあいだの部分）は左側に向けるようにします。そのままの姿勢を10〜15秒保ちます。

繰り返して終了する

膝を胸のほうに起こし、それから今度は膝を左側に振ってステップ3を繰り返します。ステップ1に戻り、両脚をまっすぐにしてから、休みます。

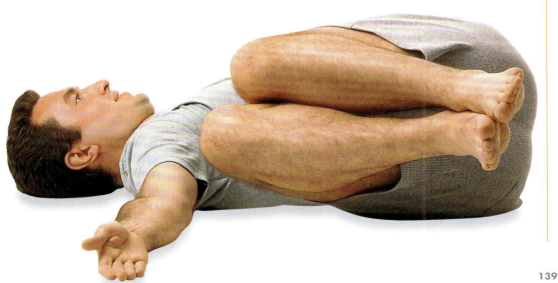

伝統的なポーズ　腹部をねじるポーズ

運動をしながらのマッサージ

背中の上部と肩は床につけたまま、両脚をゆっくりと左右に振り動かすと、背骨がねじれ、背中の下部を刺激してマッサージするので、腰痛が楽になります。ポーズのはじめに膝を胸のほうに持ち上げると背中の下部が伸びるので、無理をしないで背骨を曲げることができます。膝を胸のうえの高いところに持ち上げてから、頭から離れている座骨と腰角から胸骨の上部まで、そして胸骨から両手の指先までを水平に伸ばすために、ちょっと止まりましょう。

腹部をねじる

両脚を床に落とさずに、少しずつ息を吐きながら、徐々に、ゆっくりと低くしていきましょう。そのとき腰と胴体を一直線にしたままにしておくと、背骨に衝撃をあたえません。両脚を横に動かすときは、腹部は反対の方向に向けます。膝を胸の近くにおいて腰から向きを変えれば、背中とウエストを伸ばすことにもなります。

腹部をねじるポーズを分析する

139ページで紹介した腹部をねじるポーズで、下半身を左右に動かしているあいだマッサージの効果を得るには、ここに示した細かな点を確認しておこないましょう。

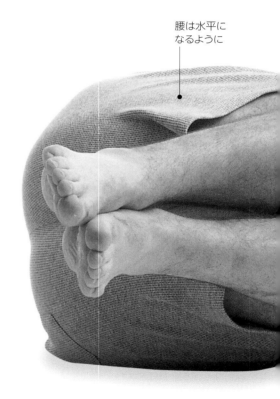

腰は水平に
なるように

伝統的なポーズ 運動をしながらのマッサージ

気をつけるポイント

- ポーズのあいだ腰は水平に保ってください。腰の一番上の部分とが脚の動きと一緒にならないようにしてください。
- 膝を左右に振り動かすとき、できるだけ肩と背中は床につけておきましょう。

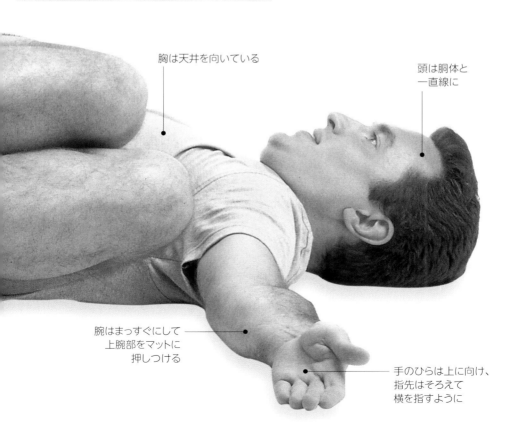

胸は天井を向いている

頭は胴体と一直線に

腕はまっすぐにして上腕部をマットに押しつける

手のひらは上に向け、指先はそろえて横を指すように

舟のポーズ

この2つのポーズは背中と腹部の筋肉を強くします。両方とも難易度としては2番目ですが、**アルダ・ナヴァ・アーサナ**と呼ばれる方舟のポーズは、オールのついた舟のポーズの**パリプルナ・ナヴァ・アーサナ**よりも腹筋が必要です。腰に活力を与え、肝臓や胆嚢、脾臓、腸などの消化器官にも効果があります。

オールのついた舟のポーズ

1 杖のポーズ（p.106参照）で座り、座骨を下に押しつけて、背骨と胴体を持ち上げます。息を吐いてから、胴体を後ろに傾けて、両脚を足が頭より高くなるまで持ち上げます。

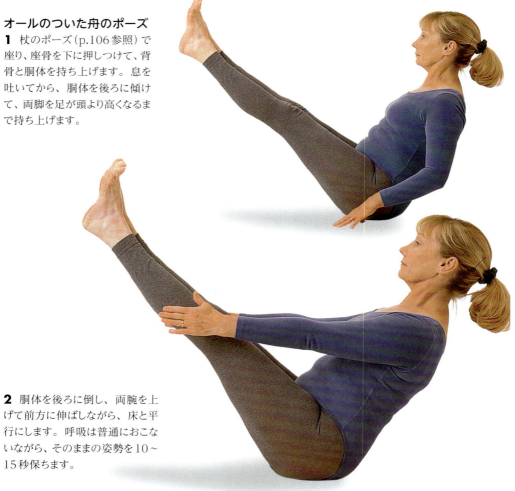

2 胴体を後ろに倒し、両腕を上げて前方に伸ばしながら、床と平行にします。呼吸は普通におこないながら、そのままの姿勢を10〜15秒保ちます。

伝統的なポーズ　舟のポーズ

方舟のポーズ

1 杖のポーズで座って、頭の後ろで両手の指を組み合わせ、上腕部が平行になるように持ち上げます。座骨を床に向かって下に押しつけ、背骨を持ち上げて、胴体を起こします。

2 息を吸い、息を吐いてから胴体を床のほうに倒していき、両脚をつま先が目の高さにくるまで持ち上げます。そのままの姿勢を5～10秒保ち、そのあと休みます。

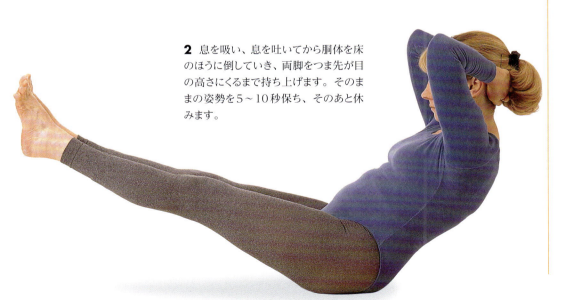

143

バランスを維持する

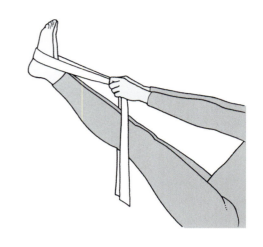

2つの舟のポーズでは、背中を低くして、足を上げていくので、お尻でバランスを取ることになります。オールのついた舟のポーズでは、胴体と両脚がマットと60度の角度になるように上げていきます。したがって、体がほとんど完璧なV字形になります。けれども方舟のポーズでは、背中と両脚をもっと鋭角に持ち上げます。

バランスを保つ

このポーズで体を伸ばすかぎになるのは、バランスを保つことです。つまり背骨と胴体を持ち上げたまま、座骨を床のほうに押しつけ、さらに両脚を押し合わせて、かかとの方に伸ばしながら両脚を杖のようにまっすぐにしておくのです。体を伸ばしながら息を吸い、脚と腕を持ち上げながら息を吐きます。ポーズが終わるまで普通に呼吸をします。

脚を上げるとき、背中を座骨の上へ揺り動かしましょう。オールのついた舟のポーズでは、両手を腰の横の床におき、両脚を上げ終わるまでバランスを取ります。そして両腕を前に伸ばします。バランスを取るのが難しければ、両脚を曲げて膝の後ろのあたりで手を組み、胴体をしっかりとのばしながら両脚を引っ張ります。あ

オールのついた舟のポーズ

オールのついた舟のポーズのままでいるのが難しい場合は、まず背中と腹部の筋肉を強くしなければなりません。1つの方法として、足にベルトを巻きつけ、それぞれの手でロープの端を1本づつ持ち、背中を持ち上げてまっすぐにしながら、ベルトを引っ張る方法があります。

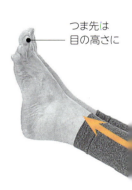

つま先は目の高さに

るいは足を壁にあてて安定させるか、椅子の座面に脚をのせて、手で椅子の脚をつかむ方法もあります。

伝統的なポーズ　バランスを維持する

気をつけるポイント

- ポーズを維持しているあいだ息を止めてはいけません
- 腹筋がぶるぶる震えはじめても、痛くなるまで無視していましょう。それは筋肉が使われているサインです。
- 肩は下げたまま、ずっとリラックスさせておきます。そうすれば肩甲骨が肋骨と平らになります。首や肩が緊張してきたら、休んで、またあとでもう一度ポーズをおこないましょう。

方舟のポーズを分析する

方舟のポーズでバランスを保つには練習が必要です。ポーズを維持させるため、ここに示した細かい点に注意してください。

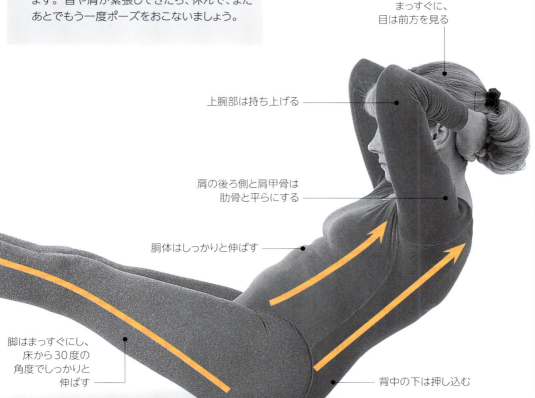

- 頭と首はまっすぐに、目は前方を見る
- 上腕部は持ち上げる
- 肩の後ろ側と肩甲骨は肋骨と平らにする
- 胴体はしっかりと伸ばす
- 脚はまっすぐにし、床から30度の角度でしっかりと伸ばす
- 背中の下は押し込む

床でおこなう脚を伸ばすポーズ スプタ・パーダーングシュタ・

アーサナと呼ばれる、床でおこなう連続した動きは、脚を伸ばし、腰を使います。ここでは2つの動きが紹介されています。これらのポーズは、下半身の血液の循環をよくするので、寒いときに脚や足を暖めるのによい運動です。また、腰の関節の柔軟性も向上させます。

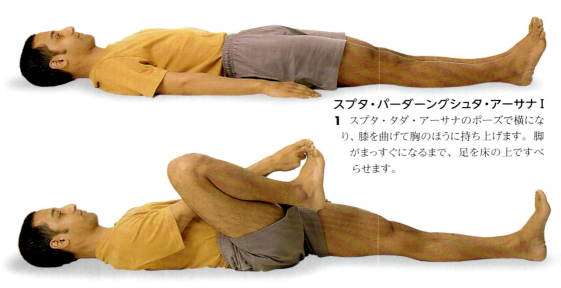

スプタ・パーダーングシュタ・アーサナ I

1 スプタ・タダ・アーサナのポーズで横になり、膝を曲げて胸のほうに持ち上げます。脚がまっすぐになるまで、足を床の上ですべらせます。

2 左脚を床に押しつけ、膝を曲げて右手の指で足の親指をつかみながら、右脚を持ち上げます。

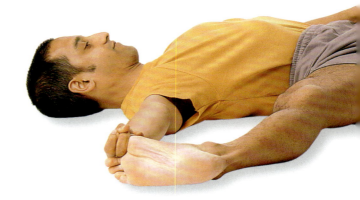

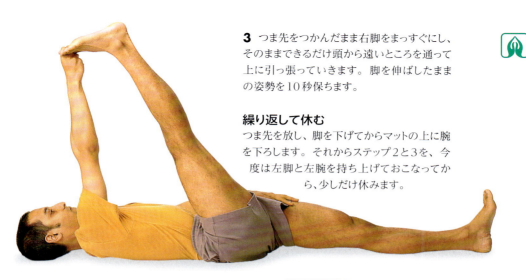

3 つま先をつかんだまま右脚をまっすぐにし、そのままできるだけ頭から遠いところを通って上に引っ張っていきます。脚を伸ばしたままの姿勢を10秒保ちます。

繰り返して休む
つま先を放し、脚を下げてからマットの上に腕を下ろします。それからステップ2と3を、今度は左脚と左腕を持ち上げておこなってから、少しだけ休みます。

スプタ・パーダーングシュタ・アーサナ II
4 スプタ・パーダーングシュタ・アーサナ I の1〜3のステップを繰り返したら、左手を左の太もものうえにおき、しっかりと下に押しつけます。右脚を腰から外に向け、右脚と右腕をいっしょに床のほうに下ろしていきます。そのままのポーズを10秒保ちます。

繰り返して終了する
スプタ・タダ・アーサナのポーズで休み、それからステップ4を繰り返します。今度は左手の指で左足の親指をつかみ、脚と腕を左に下げていきます。

つま先をつかむ

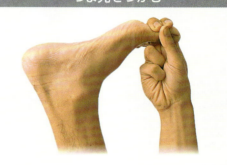

親指と人差し指、そして中指のあいだに、足の親指をはさむようにしましょう。

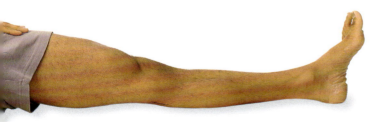

腰の関節を使う

脚を伸ばすポーズで脚をまっすぐにしておく訓練をすると、腰と脚が動きやすくなります。ポーズのはじめは、両脚の膝、足首、そして親指が触れていないといけません。片方の脚を持ち上げるときは、もう片方の脚の位置を動かさないでください。マットのうえで下に押しつけ、ポーズが終わるまでつま先は上に向けて伸ばしたままにしておきます。

ステップ3では、右脚をしっかりと伸ばし、腰からかかとまでが伸びているのを感じながら、徐々に頭のほうに引き寄せていきます。脚を床に伸ばしているときは、足が脚と90度の角度をなすようにします。つま先をつかむ、あるいはベルトを引っ張るときは、つま先が自分の方に下に向いても、上に向いてもいけません。

2番目の動作

この連続した2つ目の動き──パーダングシュタ・アーサナⅡ──は147ページのステップ4で紹介しています。このポーズをおこなうには、持ち上げた脚を右の床のほうへ下ろす前に、左側の腰をしっかりと下に押しつけながら、腰の関節から少し外に向けなければなりません。脚はまっすぐにしたまま、その脚を下ろしながら頭の方へ動かします。そうすれば休むとき、腕が肩と一直線になります。はじめはできるだけ遠くへ下ろしていくだけにしましょう。必要ならば、胴体の近くに本や発泡プラスチックを置いて、その上にのせてください。次第に床まで下ろすことができるようになります。

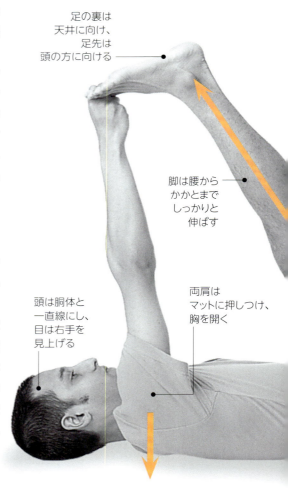

足の裏は天井に向け、足先は頭の方に向ける

脚は腰からかかとまでしっかりと伸ばす

頭は胴体と一直線にし、目は右手を見上げる

両肩はマットに押しつけ、胸を開く

伝統的なポーズ　腰の関節を使う

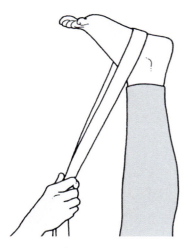

ポーズに取り組む
足の親指をつかんでいるあいだ脚をまっすぐにできなければ、パーダーングシュタ・アーサナⅠのステップ１で足にベルトを巻きつけ、上にあげた手で、できるだけ足に近いベルト部分をつかんでください。

気をつけるポイント

- ステップ１で脚をまっすぐにする前に、脚を床のほうに下げておきましょう。空中で脚をまっすぐにすると、その重みで骨盤が引き上げられ、背中の下の部分と床のあいだに隙間ができてしまいます。そうなると、腰を痛める原因になります。
- 脚がころがりでないようにしましょう。ステップ１と２では、膝と脛骨、それからつま先はまっすぐに上を向かせ、ステップ３では持ち上げた脚と足は頭のほうに向かせてください。
- どちらかのポーズでベルト使う場合は、脚をしっかりと伸ばし、足でベルトを押しているあいだ、片手でベルトをつかむようにしてください。

スプタ・パーダーングシュタ・アーサナⅠを分析する
下の写真に示された細かな点にしたがって、147ページのパーダーングシュタ・アーサナⅠのステップ３を完成させてください。

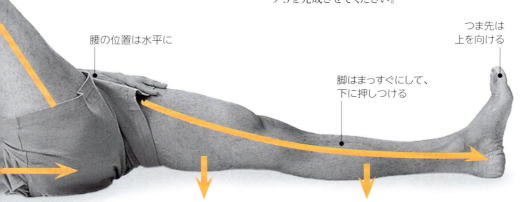

腰の位置は水平に

つま先は上を向ける

脚はまっすぐにして、下に押しつける

149

床でおこなうヒーローのポーズ スプタ・ヴィーラ・アーサナ

は106ページで紹介したヒーローのポーズに似ていますが、こちらは両腕を頭のうえに伸ばし、床に横になっておこないます。このポーズでは、太ももから首まで、体の前側全体を伸ばすので、1日中立っていなければならない方たちの脚の痛みやひどい疲れを確実に回復させます。

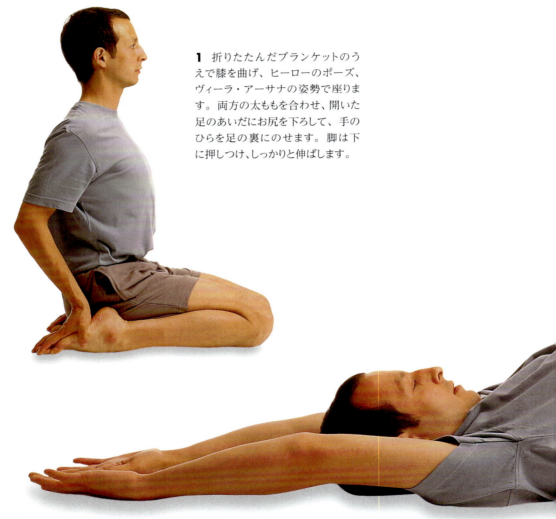

1 折りたたんだブランケットのうえで膝を曲げ、ヒーローのポーズ、ヴィーラ・アーサナの姿勢で座ります。両方の太ももを合わせ、開いた足のあいだにお尻を下ろして、手のひらを足の裏にのせます。脚は下に押しつけ、しっかりと伸ばします。

伝統的なポーズ　床でおこなうヒーローのポーズ

2 息を吐き、胴体がひじのうえにくるまで、腰から後ろに曲げていきます。このとき手は足の裏をつかんだままです。胴体を頭の方に伸ばし、座骨を足の方に伸ばしながら床から持ち上げて、背中をまっすぐにします。そして、下ろします。

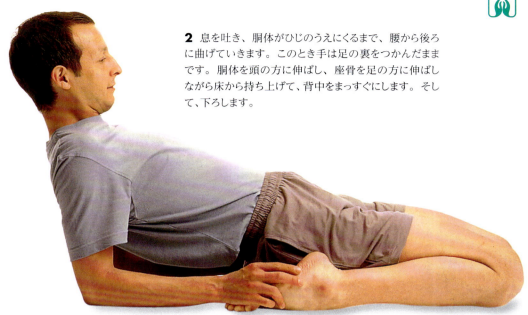

3 頭がマットに触れるまで背中を低くしていきます。手を放して両腕をしっかりと伸ばして休めます。手のひらは上に向けて、頭のうえの床におきます。そのままの姿勢を20秒、あるいはもう少し長く保ちます。

終了して休む
両腕を頭のうえに持ち上げて、足のうえに手をおきます。ステップ2のように胴体をひじのうえに持ち上げて、ヒーローのポーズでまっすぐに座ります。そして休息します。

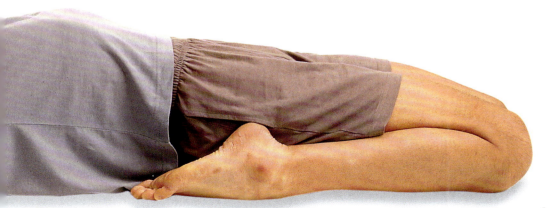

151

脚のひどい疲れや痛みを取る

体のどんな部分を伸ばしても、元気を出す効果があります。疲れたと感じるとき、私たちは体の上半身を伸ばす傾向がありますが、このポーズは脚のひどい疲れや痛みに効果があります。というのは、腹部や胴体——筋肉を休め、体中の血液循環を良くする——ばかりでなく、体の下半身——太もも、膝、足首、足——も伸ばすからです。

ひじの方に背中を倒していく前に、骨盤から頭頂部まで背骨を伸ばし、座骨を下に押しつけ、腰の位置を水平にしましょう。ステップ２で、ちょうど床を拭くようにお尻を持ち上げて、座骨を膝の方に伸ばすと、あおむけになったとき体が引っ張られることがありません。したがって横になったとき、腰から引っ張るように体を伸ばしていることができます。両脚の太ももはくっつけたままにしておきます。けれども腕を頭のうえに伸ばすときは、両手を30cmほど離して床のうえにおきましょう。腹部はリラックスさせます。突き出したり、上げたりしてはいけません。

補助道具を使う

ステップ１のヴィーラ・アーサナのポーズで、膝を曲げたときにお尻がマットにつかない場合は、１、２回折りたたんだブランケットを後ろにおいてください。そうすればあおむけになったと

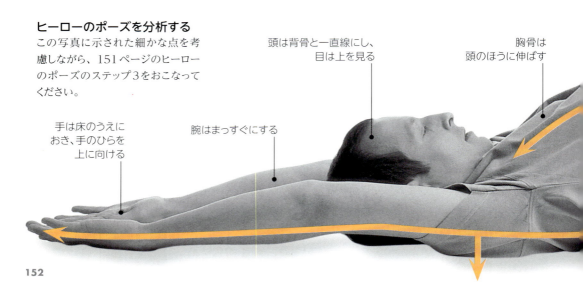

ヒーローのポーズを分析する
この写真に示された細かな点を考慮しながら、151ページのヒーローのポーズのステップ３をおこなってください。

頭は背骨と一直線にし、目は上を見る

胸骨は頭のほうに伸ばす

手は床のうえにおき、手のひらを上に向ける

腕はまっすぐにする

伝統的なポーズ　脚のひどい疲れや痛みを取る

き、上半身をそのうえにおくことができます。膝がよく曲がらない場合は、ブランケットのうえで曲げましょう。あるいは床のうえに背中を下ろせない場合は、ちょうどウエストの上から頭までを支えてくれるように、クッションを積み重ねたり発泡プラスチックを並べたりして、そこに背中を下ろすことに慣れていってください。

気をつけるポイント

- 股間から指先まで上に向けて伸ばし、座骨から膝までは下に押しつけましょう。
- 太ももの上部は上に向けたままにし、内側に回転させないようにします。

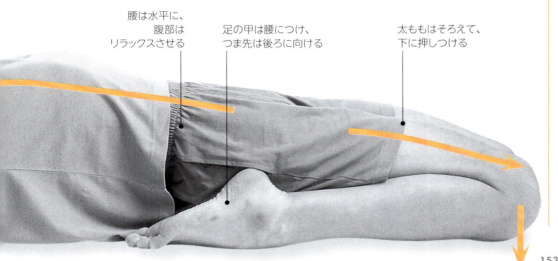

腰は水平に、腹部はリラックスさせる

足の甲は腰につけ、つま先は後ろに向ける

太ももはそろえて、下に押しつける

4つの肢の杖のポーズ

4つの肢の杖のポーズ、あるいは**チャトランガ・ダンダ・アーサナ**は、強くなるポーズです。何度も腕立て伏せをする東洋のやり方とは異なり、腕立て伏せをするのは1度だけで、そのままの姿勢を保ちます。対照的に、不朽のポーズと呼ばれる**アナンタ・アーサナ**は、横になるポーズです。腰の張りを取り除き、骨盤のあたりの調子を整えます。

不朽のポーズ

1 体の左側をマットのうえにのせて横になります。両脚はそろえて足のほうに伸ばしましょう。右腕は体の右側にそろえてのせ、手のひらは太もものうえにのせます。

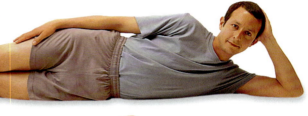

2 頭と一直線となる床の上に左腕をおき、ひじを曲げて頭を支えます。右足と腕を持ち上げ、膝を曲げて、足の親指をつかみます。

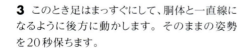

3 このとき足はまっすぐにして、胴体と一直線になるように後方に動かします。そのままの姿勢を20秒保ちます。

繰り返して終了する

つま先を放して腕を床に下ろしながら、膝を曲げて脚を下ろします。そして少しのあいだスプタ・タダ・アーサナのポーズで休みます。今度は右側に横になり、左脚を持ち上げて1～3のステップを繰り返します。

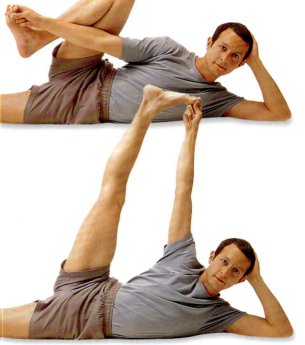

4つの肢の杖のポーズ

1 両足を30cmほど離して、うつぶせになります。かかとは持ち上げ、ひじを曲げて、手は手のひらを下にして胸の横の床の上におきます。指を広げて、ひじを内側に動かし、足のほうに向けて伸ばします。

2 頭を起こして前方を見ます。息を吸い、脚はかかとのほうに、そして胸骨は頭のほうに伸ばし、つま先と手は下に押しつけます。息を吐いてから、太ももがかかとと一直線になるように持ち上げます。そのままの姿勢を10秒保ちます。そのとき呼吸は普通におこないます。息を吐き、胴体を床におろして、背中のほうに向けます。膝を曲げて横になります。

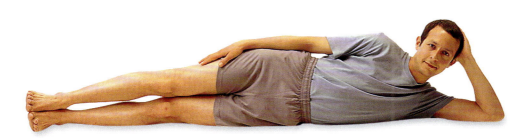

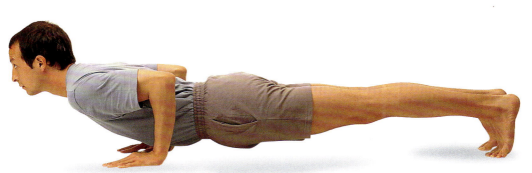

床を使う

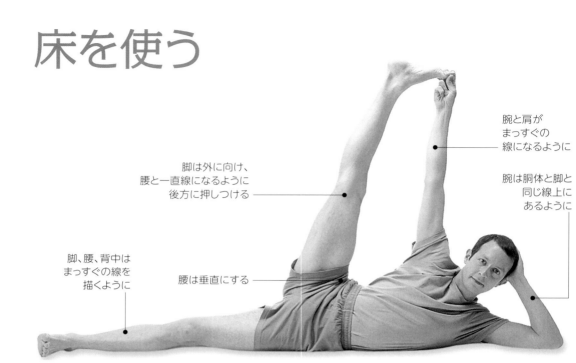

脚は外に向け、腰と一直線になるように後方に押しつける

腕と肩がまっすぐの線になるように

腕は胴体と脚と同じ線上にあるように

脚、腰、背中はまっすぐの線を描くように

腰は垂直にする

不朽のポーズを分析する
上の写真では154ページの不朽のポーズのステップ3が分析されています。鏡に姿を映して、細かな点を確認しましょう。

不朽のポーズはサンスクリット語名でアナンタ・アーサナといいますが、それはヒンドゥー教の神様ヴィシヌが横になる寝椅子(カウチ)のふちに巻きついているへびの名前です。これは基本的に休息を与えるポーズです。このポーズを上手におこなうには、体の位置に注意を払わなくてはなりません。したがってはじめる前に、足首と脚、そして肩が一直線になっているか確認しましょう。座骨は足のほうに伸ばし、腰角は頭のほうに持ち上げ、尾骨は押し込んだままにしておきます。持ち上げた脚は腰と一直線のまま後方に押しつけていなければいけません。つま先を持っているとき脚をまっすぐにしておくことができなくても、前に引っ張ってはいけません。代わりに、足にベルトを巻きつけて、脚を腰のうえに垂直に持ち上げながら、ベルトの両端をつかんでいましょう。最後に、胴体の上側面を前に回転させてはいけません。肩と胴体は垂直に並べておくようにしましょう。

伝統的なポーズ 床を使う

腕立て伏せ

4つの肢の杖のポーズは、ウエスト、それから肩と腕と腹部の筋肉を強くします。脚を杖やさおのように硬直させなければなりません。したがって、体を持ち上げる前に、太ももの側面で筋肉を締め、尾骨を押し込み、腰から胸骨までを伸ばしましょう。手と足を床のほうに押しつけると、胴体と脚を持ち上げることができます。難しい場合は、足の裏を壁にあてて横になり、それを押すようにしましょう。不朽のポーズでバランスを取るのが難しい場合にも、この方法を使ってください。

4つの肢の杖のポーズを分析する

155ページの4つの肢の杖のポーズのステップ2で、床から体を持ち上げるのが難しければ、これらの細かな点をひとつづつ確認してみましょう。手を発泡プラスチックや厚い本のうえにのせても、体を持ち上げやすくなります。

- 頭は起こし、首はリラックスさせ、目は前方を見る
- 腕は足のほうに向けて伸ばす
- ひじから下の腕は床と90度にして、胸に近づける
- 背骨は脚と一直線になるように
- 脚は杖のようにまっすぐにし、太ももは上に向けて押す
- 指は広げる
- つま先はかかとの下にいれる

脚を組んでねじるポーズ

ここでは脚を組んで座るポーズの**スクハ・アーサナ**が、ねじりの形に変わります。まっすぐに座り、背骨をしっかりと伸ばしたまま、右へ、それから左へと体を回転させます。このポーズは背骨により柔軟性を持たせるだけでなく、精神状態を良くします。9ページの注意事項をきちんと読んでから、158～192ページで紹介する練習に挑戦してみてください。

脚を組む

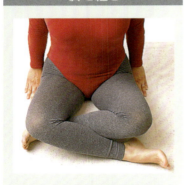

あまりきつく脚を組まないでください。背骨が自然な位置にくるようにしないと、しっかりと伸ばすことができません。ふくらはぎと股間のあいだにはかなり大きな隙間がなければなりません。

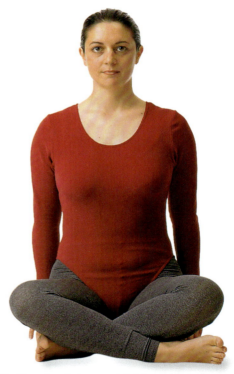

1 杖のポーズ（p.106を参照）で座り、38ページの説明のように右脚を左脚のうえにのせて足を組みます。両手はお尻の後ろのマットのうえに置き、背骨をしっかりと伸ばします。

ポーズに取り組む

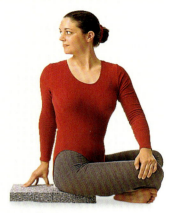

発泡プラスチックか、2、3回折りたたんだブランケットの上に、後ろにスペースが残るように座ります。体を回転させているあいだ手をそのブランケットの空いたスペースにのせ、背骨がまっすぐになっているようにしましょう。さらに体をねじるには、手をできるだけ遠くまで回します。

2 胴体を右に向け、左手を右脚の外側にのせて、右手はお尻のすぐそばにおきます。その手を下に押しつけ、左手を引いて、さらに体を回転させます。右肩越しに後ろを見て、10〜15秒体をねじったままでいましょう。

繰り返して終了する

ステップ1に戻り、ステップ2を繰り返します。今度は左脚を右脚のうえにのせて組み、体を左にねじります。休息し、それからポーズを繰り返しましょう。

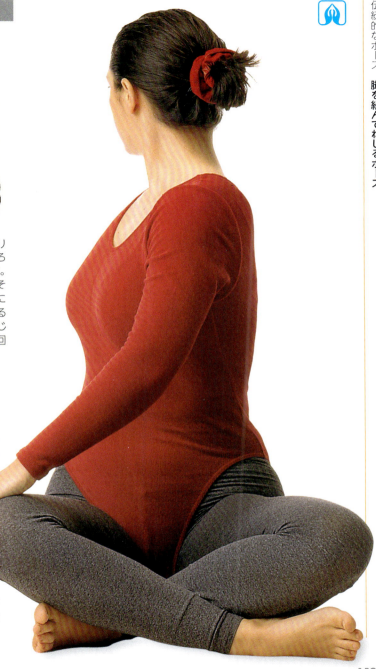

伝統的なポーズ **脚を組んでねじるポーズ**

座っておこなうねじりのポーズの紹介

腰を痛めるのは、たいてい後ろにあるものに手を伸ばそうと急に振り返ったときです。背骨を回転させる筋肉がよく鍛えられていれば、不意に振り返っても難なく応じることができます。けれども運動不足によって筋肉が硬くなっていると、動作がぎこちなく、筋などを違えることになります。ここからの数ページでは、体をねじる動作に集中し、背骨を回転させるたくさんの小さな筋肉を徐々に鍛えていきます。74ページの椅子の上に片脚をのせてねじるポーズでも、ねじる動作について紹介しましたが、本書で紹介する3つのねじりの動作は、座っておこなうものです。

背骨を回転させやすくする

ねじりの動作が効果的なのは、回転させるときに背中がまっすぐになっているときだけです。発泡プラスチックか2、3回折りたたんだブランケットのうえに座ると、背中を持ち上げやすくなります。座るときは、お尻の大きな筋肉を横にころがしたり引っ張ったりして、外側に向けましょう。それから胴体を正面に向け、両脚を下に押しつけたまま、背骨をしっかりと伸ばします。体を回転させるには手を使いましょう。お尻のところで下に手を押しつけていると、体をまっすぐにしていてくれるので、もう一方の手で膝を引っ張れば、さらに体をねじることができます。決して背骨を曲げないでください——体を前に向けるときも、しっかりと伸ばしたままにしておきましょう。

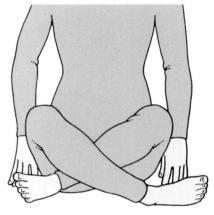

膝の位置を決める
脚を組むとき、
膝は床の近くになければなりません。
膝を低くするのが難しければ、
すねのところで脚を組みましょう。
そして下に押しつける前に、
両方の脚の方に動かしていきます。

気をつけるポイント

- 肩を後方で下に押しつけながら、胸の上部は持ち上げて、開くようにしましょう。
- 体の向きを変えるとき、肩は水平にしましょう。そうすれば片側の胸がもう片方の胸よりも高く持ち上がることはありません。

脚を組んで
ねじるポーズを分析する

毎回背骨をより回転させるために、ここに示したおもなポイントを確認しながら、158～159ページの脚を組んでねじるポーズを練習しましょう。

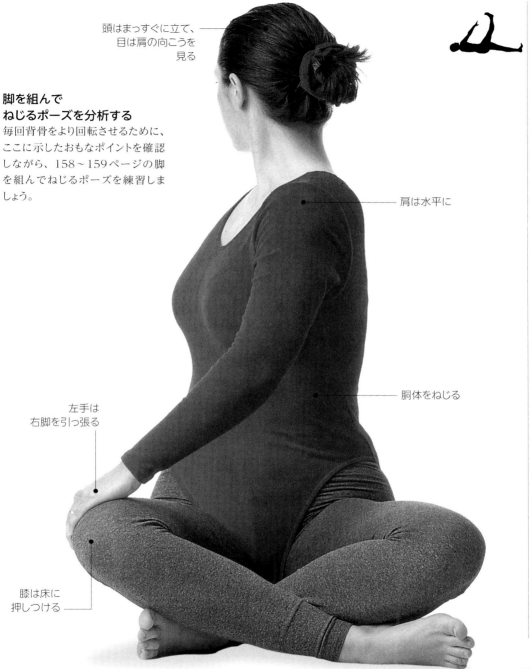

- 頭はまっすぐに立て、目は肩の向こうを見る
- 肩は水平に
- 胴体をねじる
- 左手は右脚を引っ張る
- 膝は床に押しつける

伝統的なポーズ　座っておこなうねじりのポーズの紹介

人魚のポーズⅠ

このポーズで片側に曲げた脚は人魚の尾のように見えます。けれどもサンスクリット語ではヴァラドヴァヤ・アーサナといい、『マハーバーラタ』というヒンドゥー教の大叙事詩に出てくる神話的な人物、ヴァラドヴァヤという戦士をたたえた名前になっています。この**ヴァラドヴァヤ・アーサナⅠ**は、とくに真ん中と上部の背骨を動かしながら背骨を回転させるので、背骨の硬さを取り去り、背中をしなやかな感じにします。

1 杖のポーズ（p.106を参照）で座り、両方の膝を曲げて左側の腰の横に足を引き寄せ、背骨を持ち上げます。両手を腰のそばの床におき、背骨をしっかりと伸ばします。

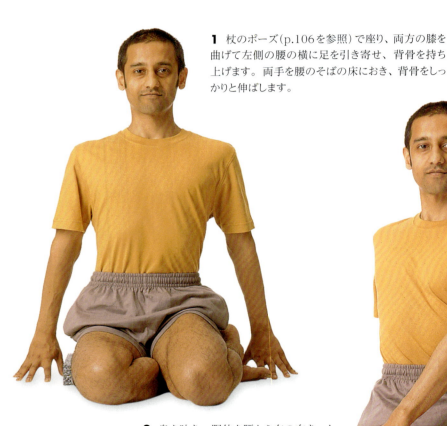
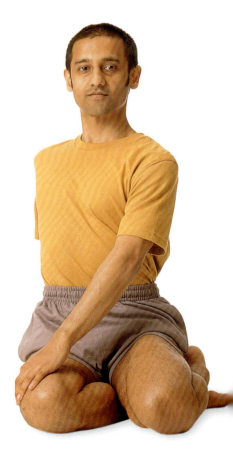

2 息を吐き、胴体を腰から右の向きへと変えます。左手を右の太ももにおき、徐々に引っ張って体を右へ回転させます。背後においた右手は背骨を持ち上げるために下に押しつけ、さらに回転させます。

3 息を吐き、背後の右腕を振り動かして左腕の上腕部をつかみます。そのとき左手の甲は右の太ももの外側、膝に近いところにおきます。頭の向きを変えて左の肩の先を見ながら、そのまま体をねじった状態を10～15秒保ちます。呼吸は普通におこないます。

繰り返して終了する
顔を前に向け、脚をまっすぐにして、ふたたび杖のポーズに戻ります。1～3のステップを、今度は右側の腰のほうに足を引き寄せ、左に体をねじっておこないます。

伝統的なポーズ　**人魚のポーズⅠ**

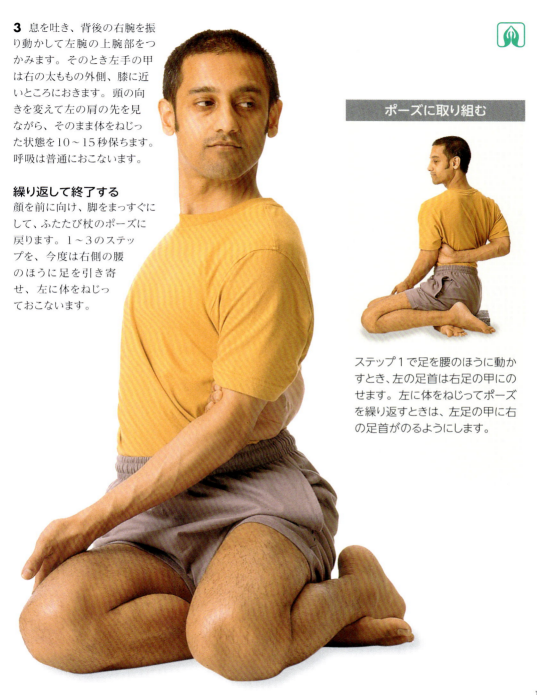

ポーズに取り組む

ステップ1で足を腰のほうに動かすとき、左の足首は右足の甲にのせます。左に体をねじってポーズを繰り返すときは、左足の甲に右の足首がのるようにします。

らせん形を描く

効果を出すためには、ヨーガのほかの動きと同じように、ゆっくりと正確にねじりの動作をおこなわなければなりません。考え方としては、強くねじって筋を違えないように、気持ちよく回転させられる範囲で、できるだけ遠くへ背骨を回します。回転させるのは、おもに背中の上のほうの部分——背骨の胸椎の部分です（p.26-27参照）。ここには、12本の胸椎のあいだの関節と、それらを結んでいる靭帯、それから伸ばしたり、動かしたりという動きに応じて動く筋肉があります。このねじりのポーズを定期的に、ゆっくりと練習すれば、練習のたびに背骨を少し先までねじることができるようになるでしょう。

らせん形を描くことを身につける

ステップ1から最後のステップまで、人魚のポーズのすべてが、背骨をらせん形にしやすくするための動きです。はじめに杖のポーズで座り、腰から胴体全体を持ち上げます。胴体を持ち上げると、上方向へ強く体を伸ばすことができ、腰から胴体を曲げやすくなります。息を吐いて向きを変えはじめ、座骨を下に伸ばすことによる勢いで体を上に保ち、そして片手をしっかりと下に押しつけながら、もう片方の手はさらに左右に体を回転させるために太ももにひっかけておきま

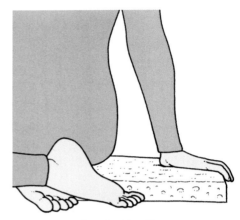

ポーズに取り組む
背中の後ろに
発泡プラスチックや2、3回折りたたんだ
ブランケットをおいて、そのうえで
手を下に押しつけるようにしましょう。
こうすれば、体をねじっているあいだ、
てこの原理でもっと先まで
背骨を回すことができます。

す。最後に、背中の後ろにおいた片手を反対の腕に向けて振り動かし、頭の向きを変えて肩の先を見ることによって、さらにもう少し体をらせん形にすることができます。胴体をしっかりと伸ばしたままでこの姿勢を数秒保つと、胴体が回転することに慣れてきて、次回ポーズがやりやすくなります。

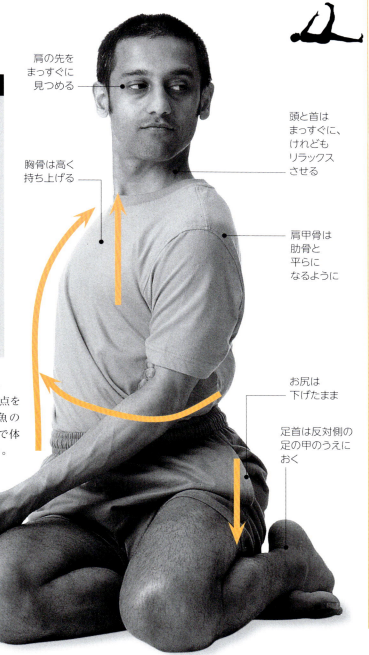

伝統的なポーズ　らせん形を描く

気をつけるポイント

- 足を動かすとき、あるいは体の向きを変えるときに、腰のバランスを崩さないようにしましょう。座骨を下に押しつけたまま、腰角は水平にしておきます。これが難しいときは、2つ折りにしたブランケットか、折りたたんだブランケットをのせた発泡プラスチックの上で骨盤を持ち上げましょう。
- 肩は一直線にしたまま——をねじるときに片方の肩が高くなったりしてはいけません。

人魚のポーズⅠを分析する

写真のなかに示された細かな点を確認して、163ページの人魚のポーズⅠのポーズのステップ3で体をうまくねじれるようにしましょう。

肩の先をまっすぐに見つめる

頭と首はまっすぐに、けれどもリラックスさせる

胸骨は高く持ち上げる

肩甲骨は肋骨と平らになるように

お尻は下げたまま

足首は反対側の足の甲のうえにおく

手の甲は太ももの下方の、膝に近いところにおく

膝は床につけ、正面に向ける

165

賢人のポーズ

ここで紹介する2つのねじるポーズと74ページで紹介した、椅子のうえに片脚をのせてねじるポーズは、ヒンドゥー教のパンテオンに出てくる太陽の神の祖先であり、伝説的な賢人であるマリーチにささげられたものです。ここに紹介する2つの賢人のポーズは初心者向きです。背中の筋肉の弾力性を向上させるだけでなく、腹筋を強くします。

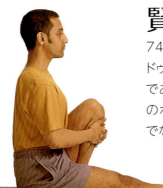

マリーチ・アーサナⅠ

1 発泡プラスチックか折りたたんだブランケットのうえに杖のポーズ（p.106参照）で座り、かかとを左のお尻のほうに引き寄せながら、左の膝を曲げます。それから両手ですねをつかみ、胴体を太ももの方に前に引き寄せます。

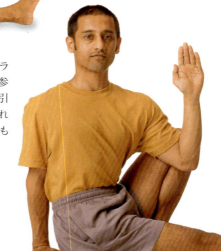

2 右手を背後で下に押しつけ、腰から体を持ち上げます。左腕は曲げて、前に伸ばします。曲げた膝の内側はひじで押します。それから右脚と右手を下に押しつけ、胴体を持ち上げて右にひねります。

3 左のすねのあたりで左腕を曲げ、腰のあたりで右手が左手に届き、左側のウエストのあたりで手を握れるようにします。右側にねじったままの姿勢を15秒間保ちます。

繰り返して終了する

杖のポーズに戻って、ステップ1と2をおこないます。今度は右脚を曲げて、右膝を右のひじで押しながら左を向きます。

伝統的なポーズ　賢人のポーズ

マリーチ・アーサナ Ⅲ

1 杖のポーズで座り、右の膝を曲げて、かかとをお尻のほうに引き寄せます。曲げた膝を手でかかえ、胴体を脚のほうに引き寄せます。左脚は下に押しつけたまま腰から持ち上げ、背骨を前と上に伸ばしながら、すねを引っ張ります。

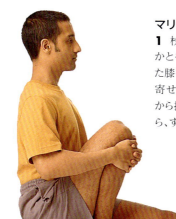

2 右手で背後の床を押し、体を上に上げ、腰から向きを変えながら右に回転しやすくします。左のひじを膝の外側に押しつけて、胴体をさらに右側にねじりやすくします。

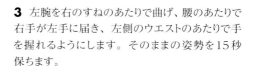

3 左腕を右のすねのあたりで曲げ、腰のあたりで右手が左手に届き、左側のウエストのあたりで手を握れるようにします。そのままの姿勢を15秒保ちます。

繰り返して終了する

杖のポーズに戻り、それからステップ1〜3を繰り返します。左脚を曲げ、右のひじを左膝の外側に押しつけて、左にねじります。

167

動力を備えた回転

これら2つのポーズは力強いてことしてひじを使い、背骨を腰から回転させるポーズです。そうすることで体を思いっきり伸ばすことができ、腎臓へ血液をたくさん送り込むことができます。背骨の向きを変える前に胴体を上方向に力強く伸ばし、床に対して垂直のまま胴体を前に進ませることが不可欠です。こうするには、曲げた脚のすね、ちょうど膝の下側を手で握り、まっすぐに立てた太もものほうへ胴体を引き寄せながら、すねをひっぱります。

伸ばした脚で床を押すことにより、背骨を持ち上げつづけ、片手で床か後ろに置いた発泡プラスチックや厚い本を押しましょう。

てこの作用を使う

どちらのねじるポーズでもステップ2では曲げた膝のところにひじを持っていきます。こうすると胴体を曲げるとき、てこのようにすることができます。これを効果的におこなうには、膝はまっすぐにしたまま、胴体を前へ引き寄せます。わきのしたのくぼみと、そこにくる太もものあいだに隙間をつくってはいけません。ひじを膝のところに持っていく前に息を吸い、息を吐きながら、胴体を前に、そして上方向に伸ばし、さらに先まで体を回転させるために膝とひじを押しつけあいます。

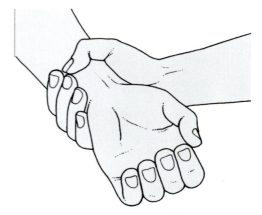

背中に手を伸ばす
2つのポーズのステップ3では、
背中に手を伸ばして、反対側の腕の手首を、
親指とそれ以外の指で
しっかりとはさみます。

順番に体全体でらせんを描きましょう。腹部とウエスト、胸、そして頭をすべてねじる方向に回転させます。

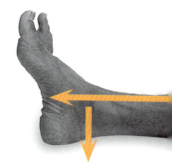

伝統的なポーズ **動力を備えた回転**

気をつけるポイント

- 胴体は背中の低いところから持ち上げておきます——背骨を下方向にくずしたり、お尻を後ろに動かしたりしてはいけません。
- 両方の座骨は床に向けて下に押しつけたまま、腰を水平に保ちます。
- 胴体は、痛めない程度にできるだけ先のほうまで回してください。

マリーチ・アーサナのねじりのポーズを分析する

写真で説明しているのは167ページのマリーチ・アーサナⅢのステップ3の前から見た状態ですが、細かい点は2つのねじりのポーズに関連しています。背中の右側に手を伸ばすのが難しい場合は、腰の関節と背骨により柔軟が出てくるまで、ステップ2を完璧に練習しましょう。

頭はまっすぐのまま、肩の先を見るように回転させる

背中の下のほうは持ち上げる

胸は持ち上げる

膝はわきのしたのくぼみに押しつける

脚は伸ばして下に押しつける

足はマットの上におく

169

橋のポーズ

このポーズの名前はサルヴァーンガ・アーサナ・セツ・バンダといい、肩と足で支えながら背中を持ち上げ、体で橋の形をつくることからきています。これは肩立ちのポーズの後におこなうとよい運動です。なぜなら背中を伸ばして矯正するからです。

1 マットのうえにあおむけになり、足を腰の幅に広げ、腕は体の横におきます。膝を曲げながら、かかとを股間のほうに移動させ、座骨をかかとのほうに伸ばします。

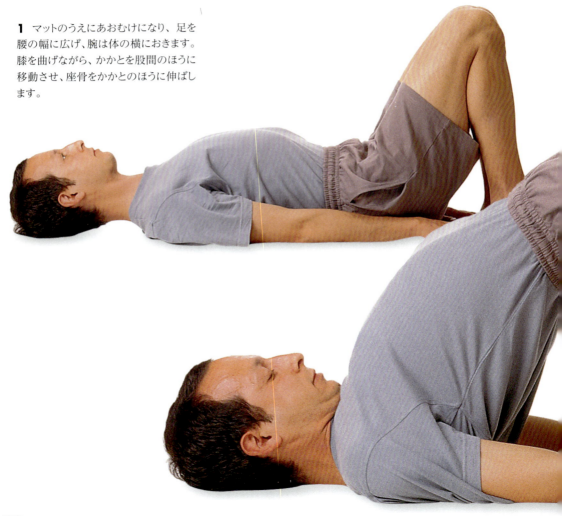

ポーズに取り組む

背骨を通常よりももっと伸ばし、そして胸を開くためには、足の指の付け根のふくらんだ部分だけを床につけて、腰をより高く持ち上げましょう。そして腰を持ち上げたままの上体で、かかとを床に下ろしてください。

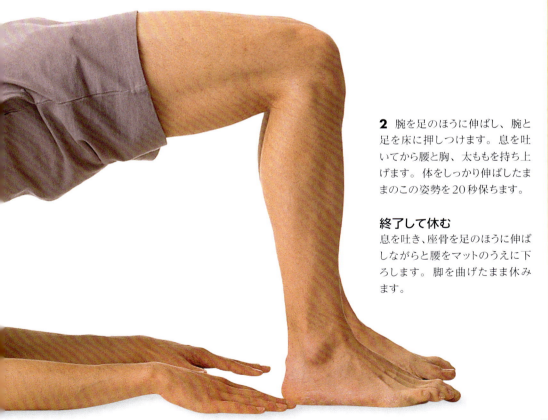

2 腕を足のほうに伸ばし、腕と足を床に押しつけます。息を吐いてから腰と胸、太ももを持ち上げます。体をしっかり伸ばしたままのこの姿勢を20秒保ちます。

終了して休む

息を吐き、座骨を足のほうに伸ばしながらと腰をマットのうえに下ろします。脚を曲げたまま休みます。

伝統的なポーズ　橋のポーズ

背中を曲げる

背骨がいつも目一杯動くようにしておくには、前や横だけでなく、後ろにも曲げる必要があります。したがって第4章のこのセクションでは、横になって膝を曲げながらおこなう後屈に焦点をあてます。橋のポーズは、一連の動きの最初のポーズで、床から背中を持ち上げます。きちんとしたスプタ・タダ・アーサナ（p.39を参照）のポーズで始め、背中を持ち上げる前に脚を曲げ、足のほうに座骨を伸ばします。

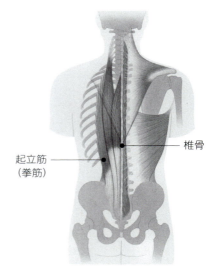

背骨を動かす筋肉
たくさんの小さな筋肉が、2つ、あるいは
3つの椎骨に結びついていて、
背骨を前後や左右に曲げたり、回したりする
働きをいっしょにおこなっています。
それらは背骨を上方向に保ってもいるために、
起立筋（拳筋）と呼ばれます。

橋をつくる

体を持ち上げるためには、両腕をしっかりと床に押しつけ、お尻と太ももの大きな筋肉、それから背骨の動きを調整する筋肉を使いながら腰を持ち上げます。持ち上げながら、マットのうえの足を下にしっかりと押しつけ、そして太ももの裏側からしっかりと上に伸ばします。マットのうえに背中で高いアーチ形をつくるためには、かかとを持ち上げて、腰もできるだけ高く持ち上げてからそのままかかとを下げます。

はじめは背中をあまり持ち上げられなかったり、数秒しか持ち上げたままでいられないかもしれません。けれども、定期的に練習をして体を持ち上げるために使う筋肉を強くすれば、背中はもっとしなやかになります。最終的には、より

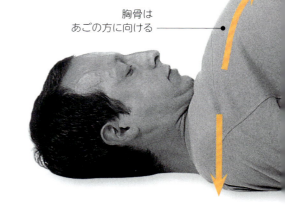

伝統的なポーズ **背中を曲げる**

高度なポーズに挑戦することになるかもしれません——186～187ページで紹介する肩立ちのポーズ、サランバ・サルヴァーンガ・アーサナから橋のポーズへと脚と足を下ろしていくポーズです。

橋のポーズを分析する
171ページの橋のポーズで最大限に体を持ち上げられるよう、ここに示した細かな点を確認してください。

気をつけるポイント

- より高く体を持ち上げるために、胸骨を頭のほうに伸ばして、肩甲骨を肋骨に押しつけながら肩をひろげてください。
- 胸、腰、尾骨、そして太ももはポーズのあいだずっと持ち上げておきます。
- 首とあごはリラックスさせます。

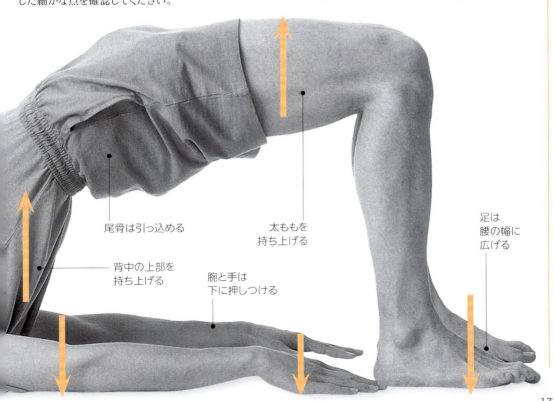

- 尾骨は引っ込める
- 背中の上部を持ち上げる
- 太ももを持ち上げる
- 腕と手は下に押しつける
- 足は腰の幅に広げる

バッタのポーズ

このポーズの名前があらわしているのは――静止してバッタの形に体を似せるということです。ヨーガの大家たちは、シャラバ・アーサナというこのポーズを、椎間板が減っている背骨のまわりの筋肉を強くするおだやかな運動として、推薦しています。たしかにこのポーズは腰の痛みをやわらげます。腹部やお尻、太ももなどの大きな筋肉を鍛えるには、腹筋よりも効果的です。

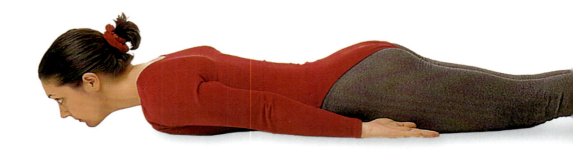

1 あごをマットのうえにのせてうつぶせになります。目は床を見て、体の側面のあたりに腕をおき、両脚をそろえ、腕と脚を後ろに伸ばします。手のひらは上に向けます。

2 骨盤を床に押しつけ、息を吸ってから、腕と手をかかとの方に伸ばしながら、頭と上半身、両脚をできるだけ床から高く持ち上げます。腕と脚は肩と同じ高さで後方に伸ばします。

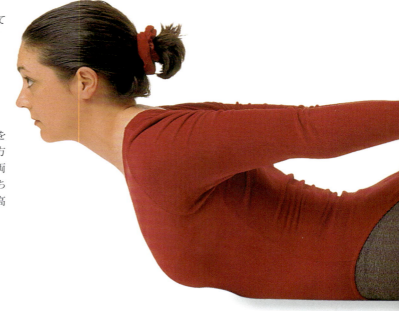

脚と足

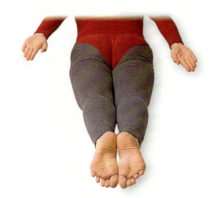

脚と足はそろえて、すねはまっすぐ後ろに向けます——脚を外側に回転させてはいけません。脚と足を頭から離すように伸ばします。最初、足を後ろに伸ばしたときに筋肉が痙攣したら、ポーズを止め、痙攣がおさまったらポーズを再開しましょう。筋肉が伸ばされることに慣れていないと、このようなことが起こります。練習を続けていれば、筋肉は痙攣しなくなるでしょう。

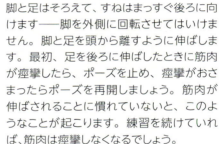
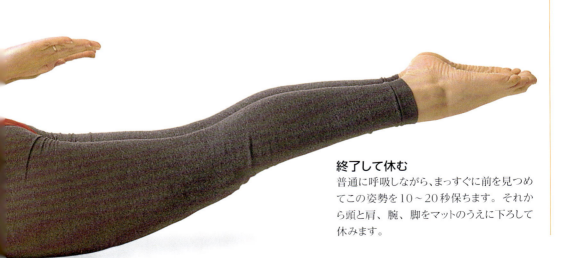

終了して休む

普通に呼吸しながら、まっすぐに前を見つめてこの姿勢を10〜20秒保ちます。それから頭と肩、腕、脚をマットのうえに下ろして休みます。

伝統的なポーズ　**バッタのポーズ**

背中をアーチ形にする

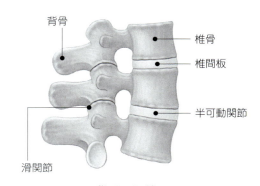

背骨の関節
軟骨の椎間板は椎骨のあいだの関節の
クッションになっており、それによって
背骨がわずかに前後左右に動きます。
椎骨が動くとき、背骨はそれぞれの上を
すべるように動きます。

首から骨盤まで、背骨を形成する対になった椎骨は、細かい動きをたくさんする関節に分かれています。その名のとおり、部分的に動くことのできるこれらの関節がすべて一緒に働くことで、背骨が驚くような動きをするのです。けれども、背骨を十分に動かすためには、定期的な練習をおこなう必要があります。典型的な日々では、何か物を取るときに背骨を前に曲げたり、回したり、あるいは片側に曲げたりすることはあるかもしれません。けれども背骨を後ろに曲げることは、非常にまれにしかありません。

アーチ形をつくる

174〜175ページのバッタのポーズでは、脚と太もも、胸、肩をマットから持ち上げながら、うつぶせの姿勢で背中を曲げます。ですからバランスは下腹部と腰角で取っています。

背骨でアーチ形を作ると、とくに背中の下の部分の柔軟性を取り戻すことになり、よく痛くなる部分が痛まないようになります。背骨の動きをコントロールする筋肉を強くすると、椎間板の減りを防ぐこともできます。また、アーチ形に体を曲げると、消化器官に刺激を与え、消化不良や胃痛がなくなります。

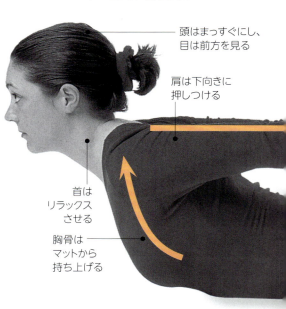

伝統的なポーズ **背中をアーチ形にする**

体を持ち上げるとき、腕と脚を頭から離すようにしっかりと後ろに伸ばし、胴体は頭のほうにしっかりと伸ばします。このように練習していると、体の前面を持ち上げる腹筋が強くなります。腹筋が強くなれば強くなるほど、このポーズを楽におこなえるようになります。

気をつけるポイント

- 胸と脚を持ち上げるとき息を吸い、ポーズを保っているあいだは普通に呼吸をするのを忘れないようにしましょう。
- 脚と腕を持ち上げながら、同時に頭から離すようにしっかりと後ろに伸ばし、ポーズのあいだずっと伸ばしたままにしていましょう。
- 胸骨はできるだけ高く持ち上げますが、肩甲骨は背中と平らになっていなければなりません。

バッタのポーズを分析する
175ページのバッタのポーズのステップ2で体を持ち上げるために、ここに示した細かな点に注意しましょう。

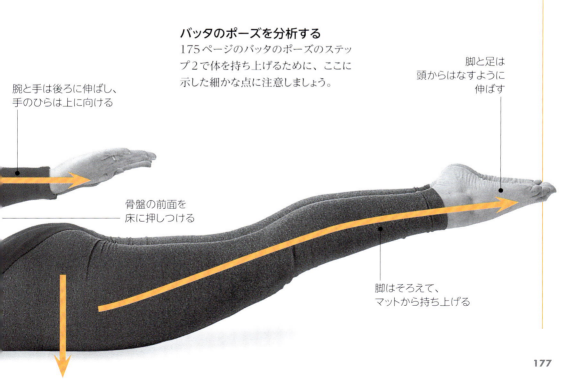

腕と手は後ろに伸ばし、手のひらは上に向ける

骨盤の前面を床に押しつける

脚と足は頭からはなすように伸ばす

脚はそろえて、マットから持ち上げる

ラクダのポーズ

ウシュトラ・アーサナあるいはラクダのポーズと呼ばれるこのポーズは、背骨を後方へ伸ばす力をさらに強めます。背中が硬くてよく曲がらなくても、それほど大変なポーズではありません。姿勢の悪さを矯正するのに優れたポーズで──ずっと座っていたり前かがみになっていたりして、まるまってしまった肩や背中の姿勢をよくします。

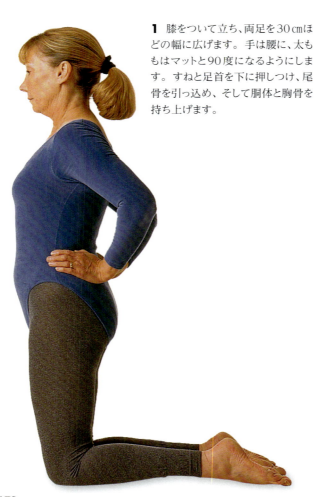

1 膝をついて立ち、両足を30㎝ほどの幅に広げます。手は腰に、太ももはマットと90度になるようにします。すねと足首を下に押しつけ、尾骨を引っ込め、そして胴体と胸骨を持ち上げます。

背中の後ろを使う

腕を後ろに回して手を足に近づけることができない場合は、両手の指でベルトを持ちましょう。両手のあいだは30㎝ほど離します。つまり手のあいだは、かかとのあいだと同じだけ離れており、手のひらは前に向いているので、ベルトを持ちながら手を足のほうに下げることができるのです。

2 息を吐き、頭を後ろに落として、両腕を背中に回します。手のひらを足のうえにのせ、指は下に向けます。胸骨をしっかりと伸ばしながら、太ももから体を持ち上げます。体を伸ばしたまま10～15秒その姿勢を保ちます。

終了して休む
息を吸い、手を持ち上げてから、頭と胴体を起こし、まっすぐに膝をついて立ちます。手を太もものうえにおき、かかとの上に座ってリラックスします。

伝統的なポーズ　ラクダのポーズ

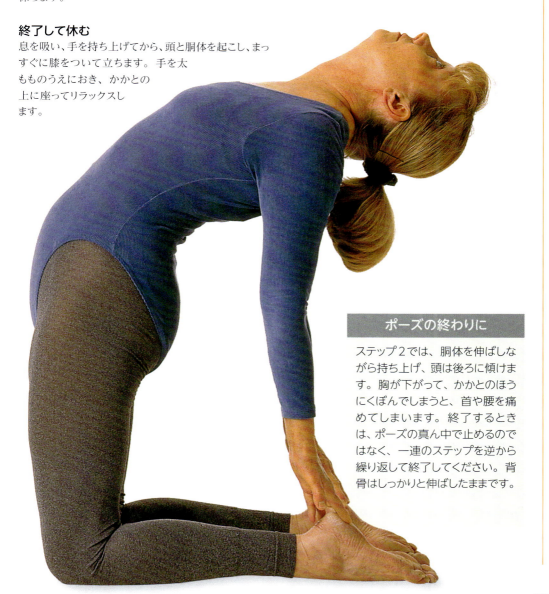

ポーズの終わりに
ステップ2では、胴体を伸ばしながら持ち上げ、頭は後ろに傾けます。胸が下がって、かかとのほうにくぼんでしまうと、首や腰を痛めてしまいます。終了するときは、ポーズの真ん中で止めるのではなく、一連のステップを逆から繰り返して終了してください。背骨はしっかりと伸ばしたままです。

胴体を伸ばす

ラクダのポーズには後屈以上の効果があります。なぜなら太ももから首まで体全体を伸ばすからです。ステップ1で脚を床に押しつけるとき、尾骨は引っ込め、座骨は床に向けて下に伸ばします。そして太ももを持ち上げて、胴体を股間と腰から胸骨の上部まで引き上げます。手を後ろにまわしてかかとに持っていくときは、肩を後ろに伸ばします。そうすることで肩甲骨は肋骨と平らになり、腕から手までを伸ばすことができるからです。体の両側面はまっすぐにしておけば、同時に両手が足に届きます。

背中を曲げる

頭と胴体を曲げるのは難しいかもしません。練習を重ねるたびに少しずつ背中を曲げるようにしましょう。苦痛でないと感じるまで、はじめのうちは頭をまっすぐに立てておきたいと思うかもしれません。そのような場合は、背中を正しく伸ばし、足をつかめるまで、足首の横に本を積み重ねて、その上に手をおくとよいでしょう。背骨の関節が柔軟さを取り戻すにつれて、頭の後ろの壁を見ることができるくらいまで背中を曲げられるようになるでしょう。

後屈では、体の前面すべてが、背骨や胸郭で構成されている骨格のうえで伸びます。ポーズをおこなっているあいだ、太ももと胴体はまっすぐに伸ばしたままにしましょう。そして胸骨は高く持ち上げ、背骨がさらに曲がるように、肩を後ろに押しつけておきます。

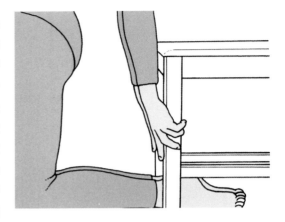

抵抗に逆らう
胴体を後ろに曲げるのに慣れるために、
椅子の背を壁につけて置き、
その前に膝をついて立ち、
手で椅子の脚を持ったまま、
後屈しましょう。

気をつけるポイント

- すねと足首はマットに向けて下に押しつけたまま、ポーズのあいだじゅう体を膝から持ち上げておきましょう。
- 頭を後ろに曲げるとき、口は閉じ、ポーズを保ちながら呼吸は普通におこないましょう。
- 腰をかかとのほうに落としてはいけません――尾骨は引っ込めておきましょう。
- この上級者向けのポーズをおこなっているとき、筋を違えたり、痛みを感じたりしたら、ステップを逆からおこなって体をほぐし、そして休んでください。

ラクダのポーズを分析する

ここに示した細かな点に注意すれば、179ページのラクダのポーズで体を十分に伸ばすことができるでしょう。

伝統的なポーズ　胴体を伸ばす

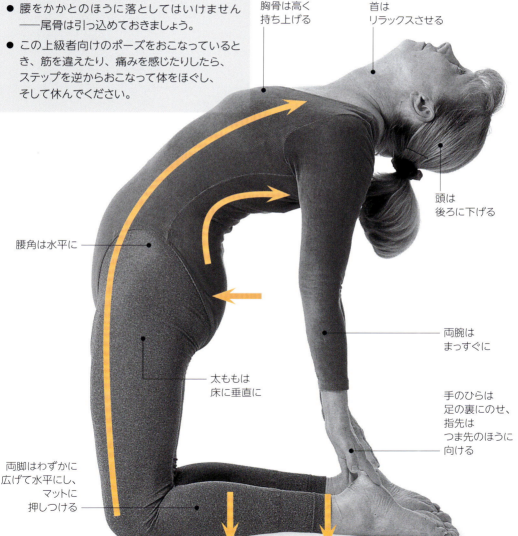

- 胸骨は高く持ち上げる
- 首はリラックスさせる
- 頭は後ろに下げる
- 腰角は水平に
- 両腕はまっすぐに
- 太ももは床に垂直に
- 手のひらは足の裏にのせ、指先はつま先のほうに向ける
- 両脚はわずかに広げて水平にし、マットに押しつける

弓のポーズ

弓のポーズは、**ダヌル・アーサナ**といい、手で足首をつかんで体全体を後ろに伸ばす、床でおこなうポーズです。弓のつるのように腕と体で弓の形をつくります。極度に体を伸ばすこのポーズは、かなりの努力を要するもので、次第に背骨に弾力性が戻ってくるでしょう。

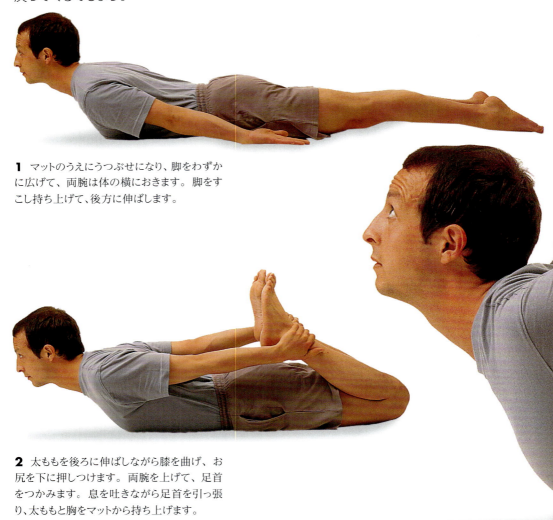

1 マットのうえにうつぶせになり、脚をわずかに広げて、両腕は体の横におきます。脚をすこし持ち上げて、後方に伸ばします。

2 太ももを後ろに伸ばしながら膝を曲げ、お尻を下に押しつけます。両腕を上げて、足首をつかみます。息を吐きながら足首を引っ張り、太ももと胸をマットから持ち上げます。

3 前方を見ながら頭をもう少し起こし、普通に呼吸をしながら、無理をしない程度にすねをさらに高くまで持ち上げます。そのままの姿勢を10秒保ちます。

終了して休む
息を吐いて、足首を放してから、マットのうえに脚と体を下げましょう。そして休みます。

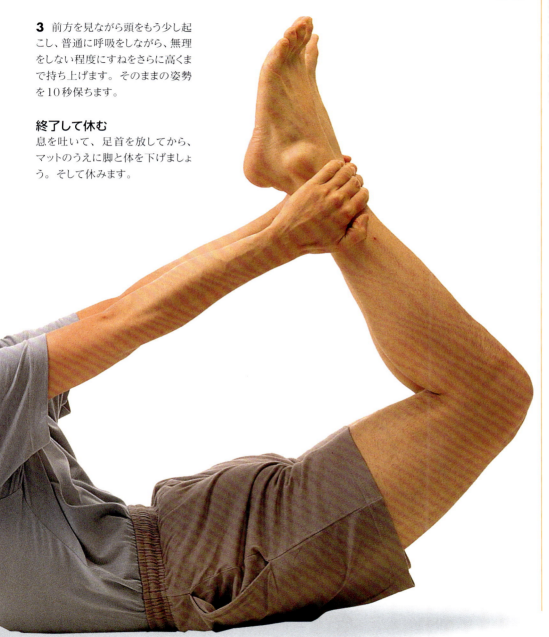

体を極度に伸ばす

弓のポーズでは、伸ばすことのできる限界まで体を後方に曲げるだけでなく、体の前面も伸ばしながら、胴体と背骨を極度に伸ばします。178〜181ページのラクダのポーズと同じように、お尻を引っ込め、骨盤を床に押しつけることによって、マットから脚を持ち上げるのに必要な勢いを得られます。そしてしっかりと伸ばせば、正しい位置で保つことができます。ポーズを保っているとき、このように体を押し下げておくと——いわゆる挑戦や抵抗といった技術になりますが——もう少し背中を曲げることも、腰から胸骨を伸ばすこともできます。足首を引っ張って、上半身と太ももをさらに高く持ち上げてください。

上手に体を持ち上げる

最初足首をつかむのが難しいい場合は、マットから脚を持ち上げずにポーズを練習しましょう。はじめはただ両腕を足首のほうに向けて伸ばすだけにして、徐々に頭と胸をマットから持ち上げていきます。それから同時に脚を持ち上げてみましょう。このようにして練習すれば、胴体と脚をよりしっかりと伸ばすことができるようになり、背骨がさらに柔軟になります。そして、この動きがさらにうまくできるようになれば、足首を持ってより高く持ち上げる練習ができます。

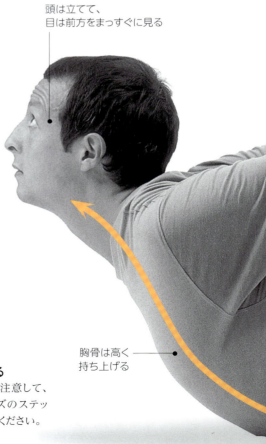

頭は立てて、目は前方をまっすぐに見る

胸骨は高く持ち上げる

弓のポーズを分析する
ここに示した細かな点に注意して、183ページの弓のポーズのステップ3の後屈を完成させてください。

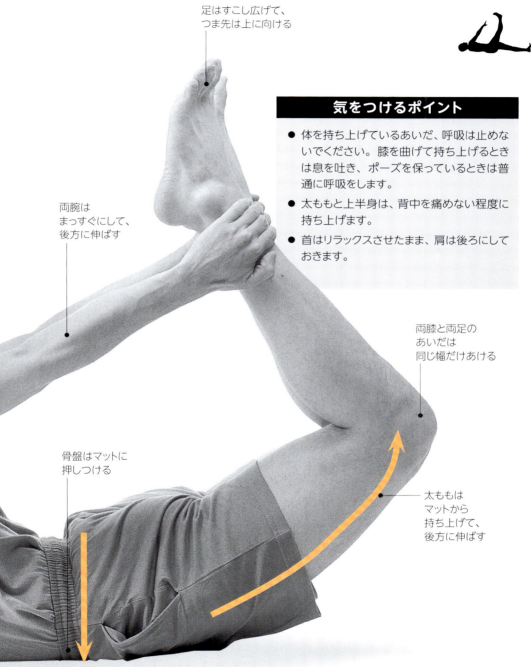

伝統的なポーズ **体を極度に伸ばす**

足はすこし広げて、つま先は上に向ける

気をつけるポイント

- 体を持ち上げているあいだ、呼吸は止めないでください。膝を曲げて持ち上げるときは息を吐き、ポーズを保っているときは普通に呼吸をします。
- 太ももと上半身は、背中を痛めない程度に持ち上げます。
- 首はリラックスさせたまま、肩は後ろにしておきます。

両腕はまっすぐにして、後方に伸ばす

両膝と両足のあいだは同じ幅だけあける

骨盤はマットに押しつける

太ももはマットから持ち上げて、後方に伸ばす

185

肩立ちのポーズと鋤のポーズ

肩立ちのポーズ、**サランバ・サルヴァーンガ・アーサナ**、そして鋤のポーズ、あるいは**ハラ・アーサナ**は、別々におこなわれることもあるかもしれませんが、ここでは一連のポーズとして一緒に紹介します。始める前に、マットの横になったとき、椅子の座面が腕の長さよりも少しだけ遠いくらいの位置に、椅子を置きます。

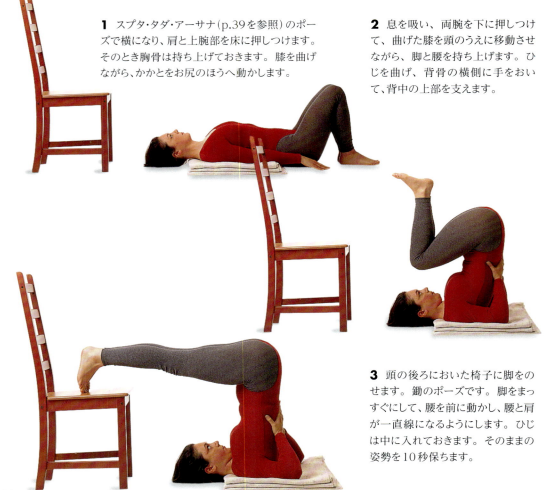

1 スプタ・タダ・アーサナ（p.39を参照）のポーズで横になり、肩と上腕部を床に押しつけます。そのとき胸骨は持ち上げておきます。膝を曲げながら、かかとをお尻のほうへ動かします。

2 息を吸い、両腕を下に押しつけて、曲げた膝を頭のうえに移動させながら、脚と腰を持ち上げます。ひじを曲げ、背骨の横側に手をおいて、背中の上部を支えます。

3 頭の後ろにおいた椅子に脚をのせます。鋤のポーズです。脚をまっすぐにして、腰を前に動かし、腰と肩が一直線になるようにします。ひじは中に入れておきます。そのままの姿勢を10秒保ちます。

伝統的なポーズ **肩立ちのポーズと鋤のポーズ**

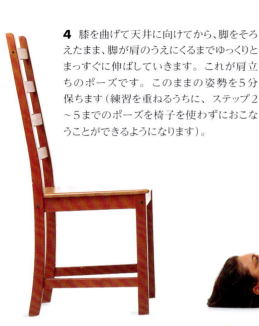

4 膝を曲げて天井に向けてから、脚をそろえたまま、脚が肩のうえにくるまでゆっくりとまっすぐに伸ばしていきます。これが肩立ちのポーズです。このままの姿勢を5分保ちます（練習を重ねるうちに、ステップ2〜5までのポーズを椅子を使わずにおこなうことができるようになります）。

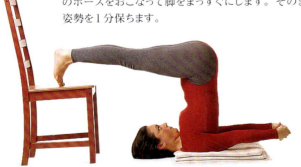

5 膝を曲げ、頭のほうにおろしていきます。足を椅子のうえにのせてから、脚をまっすぐにします。手を放してから指を組み、背中の後ろで両腕を床と平行に伸ばします。ここでひじを曲げ、手を上に向けて背骨の横側におき、肩立ちのポーズをおこなって脚をまっすぐにします。そのままの姿勢を1分保ちます。

終了して休む

脚をそろえたまま息を吐き、膝を曲げてから頭のほうに下げていきます。両腕は背中の後ろで床と平行に伸ばして下に押しつけ、腰を床に下ろすときの制御装置として使います。脚を曲げて休みます。

187

逆立ち系のポーズの紹介

ヨーガでは、逆立ち系のポーズは、つねに重要だと考えられています。なぜならこのポーズによって高い質の健康状態を得ることができるからです。血液やリンパの流れを良くして、活力を与えてくれるのです。

バランスとコントロール

これらのポーズでは、体の位置を正しくすることが重要になります。頭は肩と90度の角度になり、どちらの側にも曲がっていてはいけません。両腕を足のほうに伸ばし、肩と腕を下に押しつけることによって、胸角が持ち上がり、バランスとコントロールを保つことができます。鋤のポーズでは、指を組んで両腕を床と平行に伸ばすことで、上腕部が近くなり、平行になります。そしてコントロールがしやすくなります。

ポーズのあいだ脚はまっすぐに、そして体を肩立ちのポーズに持ち上げるときは、太ももをしっかりと伸ばしてください。そうすることで、足首と腰、肩のすべてが1枚の平面になります。脚を鋤のポーズに下ろしていくときは、腰を頭から離れたところに動かします。脚が椅子の座面に触れたら、膝をまっすぐにしてから腰を頭のほうに動かします。そうすれば、腰は肩のうえにきます。つま先は足の甲の下に収め、脚がさらにまっすぐになるように太ももをしっかりと伸ばしま

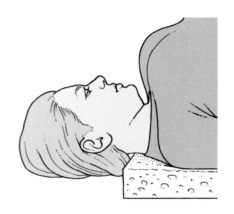

頭と首を保護する
ポーズを始める前に、
折りたたんだブランケットを3、4枚、
あるいは発泡プラスチックを
4つほどおいて高くしたところに、
背中と上半身をのせて横になりましょう。
そうすれば、首を完全に保護してくれます。

しょう。

脚を椅子の座面に下ろしていのは、鋤のポーズのよい練習方法になります。自信がもてるようになったら、足をマットの上に下ろし、完全なポーズができるように挑戦してください。

注意点

このポーズを練習するときは、必ず肩を発泡プラスチックか折りたたんだブランケットのうえにのせて、頭を低くしておこなってください。血圧が高い、あるいは、背中の上部や首が弱かったり、怪我をしていたりする場合は、肩立ちのポーズはおこなわないでください。女性の場合、生理中は逆立ち系のポーズは避けましょう。長い髪の人は、後ろで結わえてから練習しましょう。

気をつけるポイント

- 両方のポーズとも、持ち上げた腰と上半身が、肩の真上にくるようにしましょう。
- 座骨は肩から離れたところで伸ばし、お尻は引っ込め、太ももは後ろに押し込んでおきます。
- 逆立ち系のポーズをしているあいだ、頭の向きは変えないでください。
- ポーズのあいだは普通に呼吸をおこない、体を持ち上げたり下ろしたりするときは息を吐きます。

肩立ちのポーズを分析する

以下に示した187ページの肩立ちのポーズのポイントを確認しましょう。

伝統的なポーズ　逆立ち系のポーズの紹介

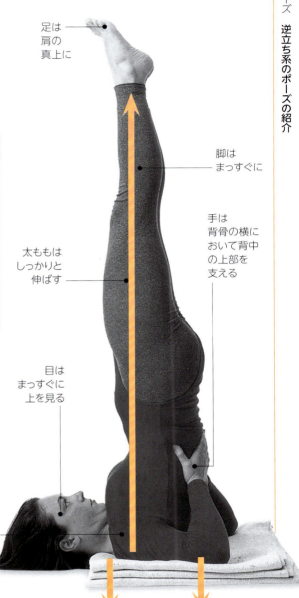

足は肩の真上に

脚はまっすぐに

手は背骨の横において背中の上部を支える

太ももはしっかりと伸ばす

目はまっすぐに上を見る

肩は下に押しつけ、上腕部は平行になるように

189

いろいろな肩立ちのポーズ

肩立ちのポーズと鋤のポーズを習得して自信がついたら、同じテーマのポーズをおこなって練習に変化をつけましょう。このページには、一連の**サルヴァーンガ・アーサナ**──186～187ページの肩立ちのポーズを基本としたアーサナ──を構成する20以上の一連のポーズから3つのポーズが紹介されています。これらの3つのポーズは、ほんのちょっとの休憩をはさんで続けておこないます。

エーカ・パーダ・サルヴァーンガ・アーサナ

左脚はしっかりと伸ばしたまま、まっすぐにした右脚を床、あるいは椅子の座面に下ろしていきます。そのままの姿勢を10～15秒保ってから、右脚を左脚の横に持ち上げます。そして両脚をしっかりと伸ばして、ふたたび肩立ちのポーズに戻ります。さらに右脚をしっかりと伸ばし、左脚を椅子の座面に下ろして、ポーズを繰り返します。そのあと肩立ちのポーズの姿勢でしっかりと体を伸ばします。

パールシュヴァイカ・パダ・サルヴァーンガ・アーサナ

肩立ちのポーズでしっかりと伸びてから、右脚を腰の関節から外に向けます。まっすぐに伸ばしたまま、床の方へ45度の角度に下ろします。右足のつま先は右肩と一直線にしておきます。このままの姿勢を10～15秒保ってから、脚を肩立ちのポーズの位置に持ち上げます。左脚を床のほうへ下げてポーズを繰り返し、肩立ちのポーズの形でしっかりと伸ばします。

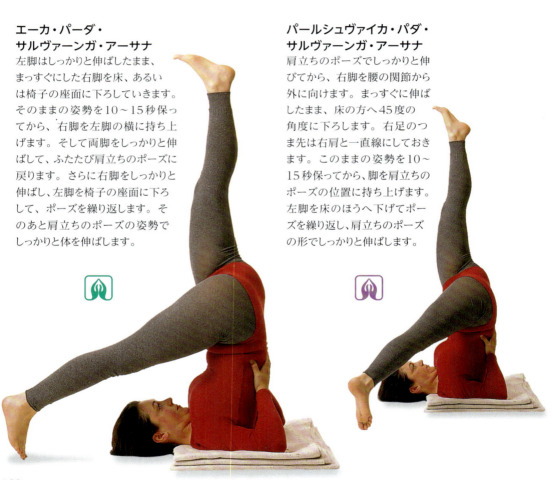

スプタ・コーナ・アーサナ

1 肩立ちのポーズの姿勢にしっかりと体を持ち上げ、手で背中を支えます。息を吐き、膝を鋤のポーズ（p.186を参照）に曲げます。このとき足は床につけておきます。脚をまっすぐに伸ばして、脚を大きく広げた鋤のポーズの姿勢に広げます。

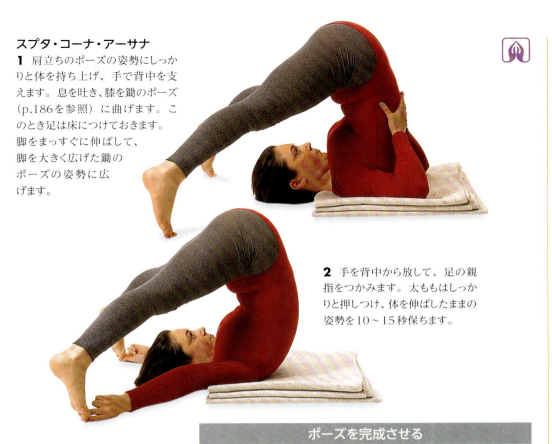

2 手を背中から放して、足の親指をつかみます。太ももはしっかりと押しつけ、体を伸ばしたままの姿勢を10～15秒保ちます。

ポーズを完成させる

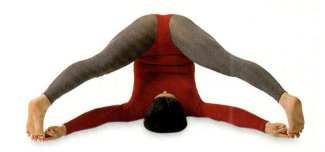

終了して休む

つま先を放して手で背中を支え、鋤のポーズに両足をそろえます。それから息を吐き、膝を曲げて、肩立ちのポーズに戻ります。脚をそろえたまま膝を曲げ、両腕を床に沿って伸ばします。両腕を下に押しつけながら、腰と胴体を床に下ろしていきます。膝を曲げて休みます。

ステップ1の最後で、できるところまで足を広く開く前に、息を吐きましょう。足の親指を手の親指と人差し指でつかみます。つま先に手が届かなければ、足首かふくらはぎをつかみましょう。

肩立ちのポーズに取り組む

　これらの3つのポーズはすべてまさに上級者向けのポーズなので、186〜187ページの肩立ちや鋤のポーズに自信がもてるようになってから、挑戦するべきです。これらはすべてバランスを取る運動であり、逆立ち系のポーズなので、体を床に下ろしていくことに自信をもつことが重要だということを、心に留めておいてください。片脚での肩立ちのポーズを習得する最良の方法は、鋤のポーズでおこなったように、片足を椅子のうえに下げていくことです。自信がつけば、脚をもっと下に——おそらく発泡プラスチック2つ分くらいまで、そのあとは床まで——下ろすことができます。ポーズのあいだずっと手で背中の上部を支えていましょう。

体が正しい位置にあることを意識する

　エーカ・パーダ・サルヴァーンガ・アーサナでは、上に伸ばした脚は、正面、つまり頭のほうを向いていなければなりません。けれどもパールシュヴァイカ・パダ・サルヴァーンガ・アーサナでは、右脚を腰から外側に向けて、45度の角度になるように床に向けて下げていきます。どちらのポーズも、脚を椅子の座面や床に下ろしていくとき、脚をまっすぐにしておきます。そして腰を水平に保っておきましょう。右脚を下ろすときには右側の腰を、そして左脚を下ろすときは左側の腰を持ち上げるのです。脚を上げたり下げたりするときには、息を吐きながらおこなうのを忘れないようにしましょう。

　191ページのスプタ・コーナ・アーサナは、鋤のポーズの脚を大きく広げて伸ばす姿勢が組み合わさったものです。上半身と腰を肩の真上に持ち上げ、体全体を伸ばすことが目的です。スプタ・コーナ・アーサナは体を極限まで伸ばすポーズです。けれどもこのセクションのすべての運動と同じように、練習して簡単にできるようになれば、心を落ち着かせ、休息を与えるポーズになります。

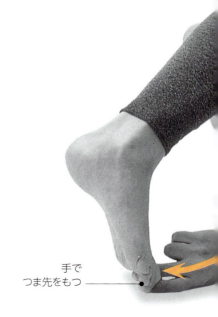

手で
つま先をもつ

スプタ・コーナ・アーサナを分析する

以下の写真では191ページのスプタ・コーナ・アーサナ——脚を鋤のポーズにした肩立ちのポーズ——を分析しています。けれども細かな点の多くは、190〜191ページで紹介した3種類の肩立ちのポーズのすべてと合致しています。

伝統的なポーズ　**肩立ちのポーズに取り組む**

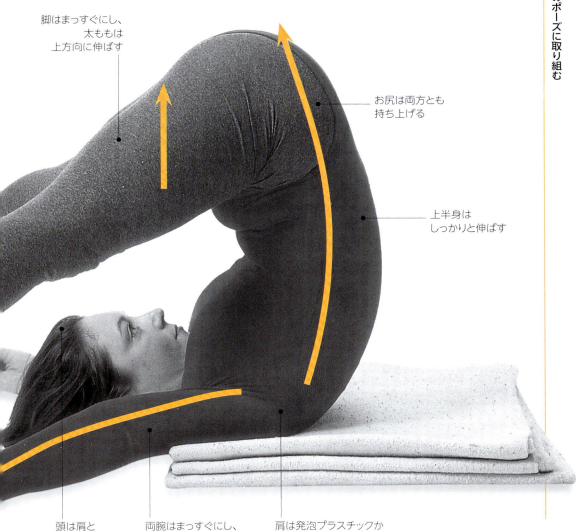

- 脚はまっすぐにし、太ももは上方向に伸ばす
- お尻は両方とも持ち上げる
- 上半身はしっかりと伸ばす
- 頭は肩と90度をなすように
- 両腕はまっすぐにし、外に向けて伸ばす
- 肩は発泡プラスチックか折りたたんだブランケットのうえにのせる

肩の運動

肩を使う仕事をしている方のなかには、定期的に肩の運動をおこなっている方もいますが、現今では大抵の人びとの生活は座っていることが多いので、この運動は丸まった肩のよい運動になります。本章の終わりは、2つの運動――握手のポーズあるいは**ゴムカハ・アーサナ**、そして腕をねじるポーズあるいは**ガルダ・アーサナ**――で、肩や腕、そして手を伸ばし、胸を広げます。

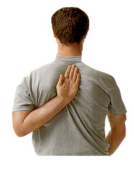

握手のポーズ

1 息を吸い、左腕を体の後ろで上に向けて曲げ、前腕を背骨にできるだけ近づけて、指の裏側ができるだけ高いところまで届くように、動かします。

2 左手の裏側を背骨に当てながら、右上を頭の上に持ち上げます。その手を肩の位置で曲げ、背中にある手のひらのうえにのせ、左手の指に向けて右手の指を折り曲げます。

3 左腕のひじを下に伸ばして、左手がさらに上までいくようにします。右腕のひじは天井のほうに向け、右手がさらに下までくるようにします。それから手を握ります。そのままの姿勢を20秒保ちます。

繰り返して終了する

手を放し、右腕を頭の上に持ち上げて、両腕を体の側面に下ろします。それからステップ2と3を繰り返します。今度は右腕を背中のところで曲げて上に向け、左腕を持ち上げます。

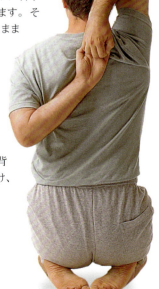

手をねじる

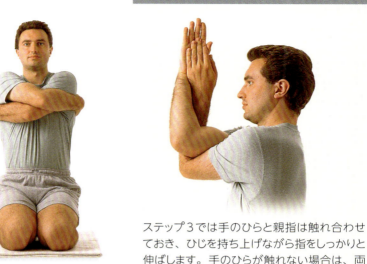

腕をねじるポーズ

1 息を吸い、両腕を体の横で外に向けて伸ばします。そして息を吐きながら、自分の体を抱きしめるように両腕をすばやく前に振り動かし、胸のところで右の上腕部が左の上腕部の上にくるように交差させます。

2 両腕を曲げながら、指先を上に向けて両手の裏側を合わせ、それから左手を自分のほうに、右手を少しだけ後ろに動かします。そして手のひらが触れるまで両手をいっしょに動かします。

ステップ3では手のひらと親指は触れ合わせておき、ひじを持ち上げながら指をしっかりと伸ばします。手のひらが触れない場合は、両腕をよりすばやく前に回転させ、胸をよりきつく抱きしめるようにして、ステップ1と2を繰り返しましょう。そうすれば、より高い位置で両腕を交差できるようになります。

3 肩を落としたまま、ひじを肩の位置まで持ち上げ、ひじを胸から少し離したところにもっていきます。このままの姿勢を20秒保ちます。

繰り返して終了する

手を放して、今度は胸の位置で右の上腕部のうえに左の上腕部を交差させ、ステップ1~3を繰り返します。

195

肩を動かしやすくする

日々の生活のなかでは多くの人びとが、机に座ったり、電車のなかで本を読んだり、あるいはテレビを見ながら横になったりして時間を過ごしていますが、自分たちの肩がどのくらい丸まっているかは認識していません。空いているちょっとした時間に、これらの簡単な運動をおこなって、肩や腕、手を伸ばしましょう。94ページのナマステのポーズはパールシュヴォーッターナ・アーサナという体の側面を伸ばす運動に絶対必要なポーズですが、それと同じように、194〜195ページの肩の運動はポーズ全体の不可欠な一部でもあり、あるいはそれだけで練習することもできるポーズです。きちんとしたタダ・アーサナ (p.42-43参照) のポーズで立つか、スクハ・アーサナ (p.38参照) のポーズで脚を組んで座るか、あるいはヒーローのポーズ、ヴィーラ・アーサナ (p.107参照) で膝を曲げた状態で始めます。始める前にしばらく意識を集中して、背骨を持ち上げ、胸の上部のあたりを伸ばし、肩を広げ、そして肩甲骨を肋骨と平らにしましょう。

握手のポーズ

コムカハ・アーサナという握手のポーズは、肩をしっかりと後ろに引っ張り、上腕部を伸ばすポーズです。このポーズの鍵となるのは、手を上

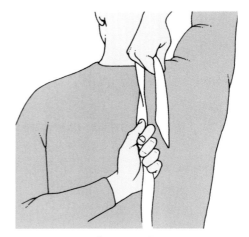

手をぴったりと合わせる
肩が硬いと、握手のポーズで
腕を背骨の遠いところまで動かせず、
指が触れるだけかもしれません。
ベルトつかみ、両手を近づけるように
ベルとに沿って動かすとよいです。

に向けて伸ばすところです。そうすれば、腕を背中の中心部にできるだけ近づけることができます。このポーズの目的は手を握ることです。そのためには、上に向けて伸ばした手を背中の高いところ、肩甲骨のあいだまで届かせなくてはなりません。下に向けて伸ばす腕もまた、正しい場所で伸ばす必要があります。ステップ2で腕を伸ばすときは、頭の横に腕が触れるぐら

い、しっかりと腕を後方に伸ばしておきましょう。
そして手が背中の方に向くように腕の向きを変
えたときは、背中の後ろで前腕部を下に曲げな
がら、上腕部はそのままにしておきましょう。ひ
じを外に向けて横に出してしまうと、遠くなって
手が届かなくなります。

腕をねじるポーズ

　ヨーガのクラスのなかには、ガルダ・アーサナ
という手をねじるポーズを最初に教えるところも
あります。単純に上腕部を交差させるだけです
が、まるで自分を強く抱きしめるように、胸のまわ
りに腕を投げるようにして始めると、簡単にこの
優美なポーズをおこなうことができます。またそ
うすることで、上腕部をより高い位置で交差させ
ることも簡単です。

　ステップ2で両腕を交差させたあと、手のひ
らを合わせるようにするときは、鼻のまえに親指
が見えています。指は反らせて伸ばしましょう。
手をその高さにしたまま、体から少しだけ離しま
す。そのとき肩は落としたままにすると、上腕部
の伸びがよくなります。

伝統的なポーズ　**肩を動かしやすくする**

197

手の運動

手を使っておこなうのは、動かすことと握ることが大部分です。この運動では手を伸ばし、関節を動かして、手をより柔軟にします。寒い日でも血液の循環が指先までよくなり、キーボード作業などでの筋肉や靭帯などの反復使用による酷使から生ずる、反復運動過多損傷（RSI）や症状の軽い関節炎などのよい予防や治療になるとされています。

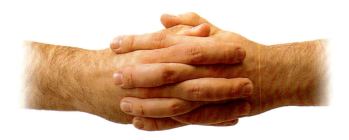

指をからませるポーズ

1 指をからませて、体の前で手を握ります。右手の親指が1番上にくるようにしましょう。

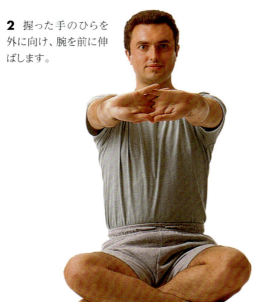

2 握った手のひらを外に向け、腕を前に伸ばします。

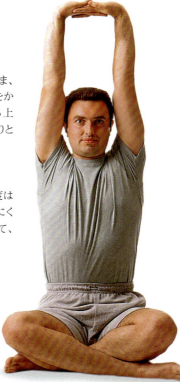

3 指をからませたまま、上腕部を頭の横、耳をかするくらい後方に持ち上げ、頭のうえでしっかりと伸ばします。

繰り返して休む

ステップ1と2を、今度は左手の親指が1番上にくるように指をからませて、繰り返します。

指をねじるポーズ

1 両方の手を胸と水平のところにおいたまま、手のひらを下に向け、中指と薬指の先端をちょっと触れさせます。そして左手の手のひらの向きを変えて上に向けます。人差し指を伸ばし、両手の小指を外側に横に向けます。それから上に向いている左手の中指と薬指を曲げ、右手の中指と薬指を下に向けます。右手の小指を左手の人差し指のほうに、右手の人差し指を左手の小指のほうに動かしながら、両手を近づけていきます。

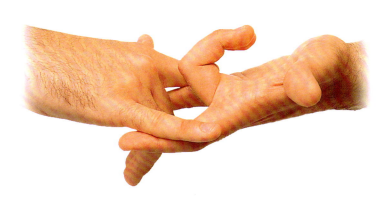

2 左手を自分のほうに向けて、左手の中指と薬指をまっすぐに伸ばします。そうすると右の人差し指の指節のうえに、左手の中指と薬指がのります。右手の親指を持ち上げ、中指と薬指の先端に押しつけます。しばらく手のひらを広げたままにします。

3 今度は右手の中指と薬指を伸ばし、自分から離したところで伸ばしながら、その2本の指の先端の下に左手の親指を押し込みます。こうするには、手を少しだけ離して、両手のあいだに隙間をつくらなければならないかもしれません。指をねじるポーズができていれば、手を上に向けたままの状態で、人差し指と中指、薬指のあいだに隙間ができているのがわかるでしょう。

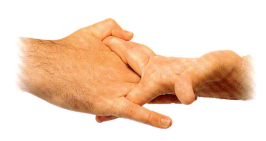

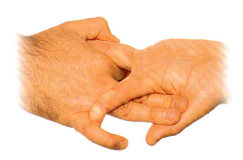

手を曲げる

私たちは絶えずおどろくべき手の柔軟性を利用しています。けれどもそれらを鍛えることはほとんどしません。物を置いたり取ったりするには、手のたくさんの筋肉を、収縮させたり、リラックスさせたりします。けれども日々の動きのなかには、指を伸ばしたり、外側に曲げたり、手首をそらせたりすることはほとんどありません。あらゆる骨格と同じように、手にも関節や筋肉があり、それらを動かすことによって手を柔軟にしておく必要があります。手に怪我をしている場合は、筋肉に柔軟性を取り戻させる必要がありますし、手や手首の運動をしておくことで、関節炎のようないつも関節にひそんでいる病気の症状を出にくくしたり、おそらくは防ぐことにもなるかもしれません。

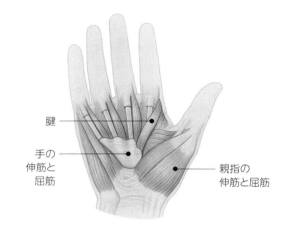

手の筋肉
いくつか小さなものも含めて、手には40以上の筋肉があり、それらのおかげで指や手首が動き、手は並外れた柔軟性をもった道具になっているのです。

手を曲げるポーズ

ヨーガのポーズのなかには、一体化した手の運動がいくつかあります。たとえば、パールシュヴォーッターナ・アーサナという体の側面を伸ばす運動（p.94-97参照）では、手を祈りのポーズ、あるいはナマステのポーズの形にして、背中の後ろにおきます。こうした動きをすることで、手のひらと指が横と縦に伸び、手の向きを内側に変えるときは手首がやわらかくなります。194〜197ページの肩の運動でもまた、手を伸ばします。手の運動はちょっとした空いた時間にも練習することができます。

指をねじるポーズ

このポーズが簡単にできるのであれば、はじめから指をもっと近くにして、あまり隙間をつくらずに指を動かしましょう。指への血液の循環をよくするので、非常に寒い日に練習するのもよいです。

伝統的なポーズ 手を曲げる

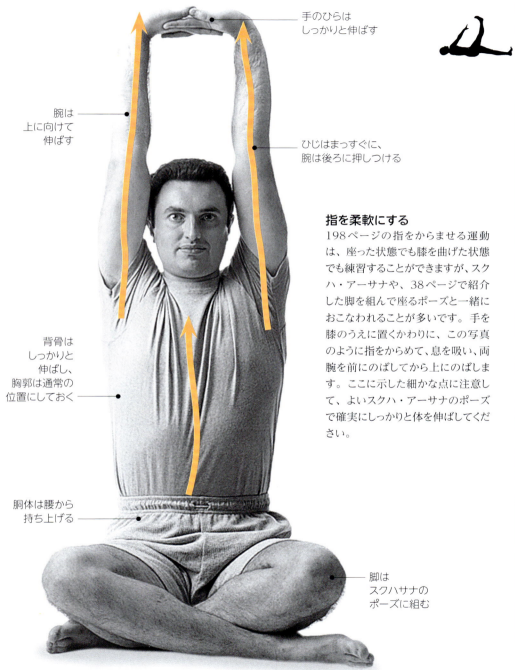

手のひらは
しっかりと伸ばす

腕は
上に向けて
伸ばす

ひじはまっすぐに、
腕は後ろに押しつける

指を柔軟にする

198ページの指をからませる運動は、座った状態でも膝を曲げた状態でも練習することができますが、スクハ・アーサナや、38ページで紹介した脚を組んで座るポーズと一緒におこなわれることが多いです。手を膝のうえに置くかわりに、この写真のように指をからめて、息を吸い、両腕を前にのばしてから上にのばします。ここに示した細かな点に注意して、よいスクハ・アーサナのポーズで確実にしっかりと体を伸ばしてください。

背骨は
しっかりと
伸ばし、
胸郭は通常の
位置にしておく

胴体は腰から
持ち上げる

脚は
スクハサナの
ポーズに組む

練習の計画を立てる

　最後の章では、本書で順番に説明、図解してきた50の伝統的なポーズをもとに、みなさんが今後の練習の計画を立てる手助けをします。最初の2ページでは、個々の要求に合わせたプログラムのつくりかたを説明します。そしてそのあとのページで、短いプログラムを3つほど紹介します。初心者向けの練習から少し難易度の高い練習（p.26の難易度別のマークを参照）へ進むことができる方は、最初のプログラムを試してみてください。そして、さらに難易度の高いポーズへ進めると思われる方は、第2段階のプログラムを試してみてください。本章の最後では、疲れたり、ストレスを感じたときにおこなう短い練習を紹介しています。

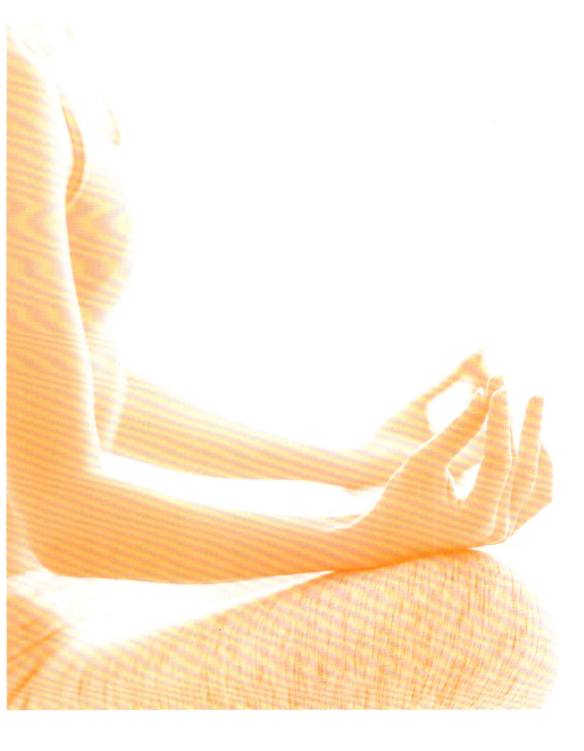

ヨーガの練習プログラムをつくる

ヨーガで重要なことは、常に自分のペースで進めることです。第3章で紹介した初心者向けのポーズから始めて、それぞれのポーズの細かな点に気を配りながら、定期的に、できるだけ長い期間練習しましょう。最初の9つのポーズがうまくできるようになるまで、それらのポーズだけを何週間も続けて練習しても構いません。

レパートリーを増やす

練習をしているとすぐに新しいポーズを始めたくなるでしょう。本書は、皆さんに1番合った方法で進めていくことができるように構成されています。第4章では、動きの種類ごとにポーズを分けて紹介しています——立っておこなうポーズ、座っておこなうポーズ、床でおこなうポーズ、などです。それぞれのポーズはその難易度のレベルによって部類分けがされています。ふつう初心者の方たちは立っておこなうポーズから始めますが、130～131ページのアドムカシュヴァナ・アーサナや、158～159ページの脚を組んでねじるポーズなどのような、座っておこなうポーズや床でおこなうポーズから始めることもできます。ヨーガには決まりがほとんどありません。その理由はたんに、すべての人の体は、それぞれ異なっているからです。したがって体が非常に柔軟で高いレベルのポーズに挑戦したくなったら、先に進んでも結構です。けれども、簡単なポーズから始めるのが懸命です。

休む時間

ポーズのあいだには、筋肉や関節が伸びた状態から回復する時間が必要で、呼吸も普通の状態に戻さなければなりません。また心を集中しなおすことも必要です。たとえば、立っておこなうポーズの後は、タダ・アーサナ(p.42-43を参照)に戻り、座っておこなうポーズの後は、ダンダ・アーサナ (p.106を参照) に戻りましょう。膝を胸まで持ち上げ、膝のまわりに手を回して握るといった床でおこなうポーズが終わったら、腰を休めてください。後屈のあとは、かかとの上に座り、肩立ちのポーズのあとには、脚を曲げてリラックスしましょう。

練習には気に入っているポーズをいれましょう——なんといっても、ヨーガは楽しむべきです——けれども、プログラムには色々なポーズをうまく混ぜましょう。立っておこなうポーズから始めれば、筋肉の調子を整え、血液の循環を良くしてくれます。そして次におだやかな座っておこなうポーズや床でおこなうポーズを続けます。そういったポーズをすると、筋肉や関節がよく伸びます。そのあとに後屈のような背骨を精力的に

動かす運動をおこないます。新しいポーズや、あまり慣れていないポーズは最後に残しましょう――たとえば、肩立ちのポーズや鋤のポーズ（p.186-187を参照）を最後のほうにおこないます。そして最後は、心と体を完全に休ませるためにシャヴァ・アーサナ（p.64-65）、死体のポーズで終わりにします。

立っておこなうポーズ

これらは立っておこなうポーズのうち5つの基本的なもので、練習するべき順序に番号が振ってあります。はじめは左右片側につき、10～15秒姿勢を保つようにしましょう。それからは好きなだけ繰り返し練習してください。ポーズのあいだは普通に呼吸します。

1 三角のポーズ　　　　　　　（p.46-47）
2 側面を傾斜させて伸ばすポーズ　（p.50-51）
3 英雄のポーズⅡ　　　　　　　（p.78-79）
4 英雄のポーズⅠ　　　　　　　（p.82-83）
5 体の側面を伸ばすポーズ　　　（p.94-95）

練習の計画を立てる　**ヨーガの練習プログラムをつくる**

第2段階のプログラム

ここから4ページにわたって紹介するポーズは、第2段階のプログラムです。どの段階で取り組むこともできますが、習得するためには、とくに腰の柔軟性が必要です。というのもこれらはおもに座っておこなうポーズだからです。ヨーガの練習を始めて3、4か月経っているなら、その柔軟性が備わっているはずです。そうでなければ、発泡プラスチックや折りたたんだブランケットを使う必要があるかもしれません。このプログラムは1時間ほどで終わりますが、自分の速さでおこなってください。少なくとも1週間に1度は練習することを目標にしましょう。

難易度

それぞれのポーズには、複雑さの度合いに応じて、難易度マークがつけられています。

 初心者向け:
ヨーガをはじめて行う方のためのポーズ

 中級者向け:
少し進んだポーズ――少なくとも第3章のポーズを練習したことがある方

 上級者向け:
より高度なポーズ――すでに体がしなやかな方

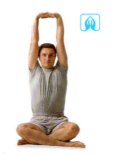

1. 脚を組んで座るポーズ
パルヴァタ・アーサナをしながらの
スクハ・アーサナ (p.38と201)

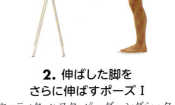

**2. 伸ばした脚を
さらに伸ばすポーズⅠ**
ウッティタ・ハスタ・パーダーングシュタ・
アーサナⅠ (p.70)

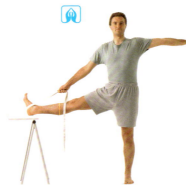

**3. 伸ばした脚を
さらに伸ばすポーズⅡ**
ウッティタ・ハスタ・パーダーングシュタ・
アーサナⅡ (p.71)

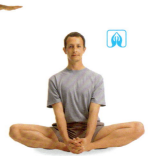

4. 靴職人のポーズ
バッダ・コーナ・アーサナ
(p.110)

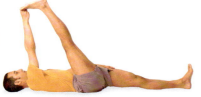 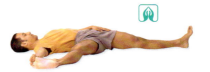

5. 床でおこなう脚を伸ばすポーズⅠ
スプタ・パーダーングシュタ・アーサナⅠ
(p.146-147)

6. 床でおこなう脚を伸ばすポーズⅡ
スプタ・パーダーングシュタ・アーサナⅡ
(p.147)

 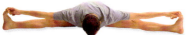 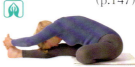

7. 座っておこなう開脚のポーズ
ウパヴィシュタ・コーナ・アーサナ
(p.111)

8. 頭を膝につけるポーズ
ジャーヌ・シールシャ・アーサナ
(p.114-115)

 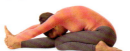 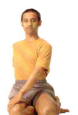

9. 3つの肢のポーズ
ティリャング・ムカイカパーダ・
パシュチマッターナ・アーサナ
(p.118-119)

10. 座っておこなう
前屈のポーズ
パシュチマッターナ・アーサナ
(p.122-123)

11. 人魚のポーズⅠ
ヴァラドヴァヤ・アーサナⅠ
(p.162-163)

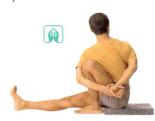 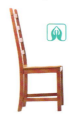

12. 賢人のポーズ
マリーチ・アーサナⅠ
(p.166)

13. 肩立ちのポーズと鋤のポーズ
サランバ・サルヴァーンガ・アーサナとハラ・
アーサナ(p.186-187)

 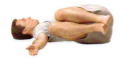 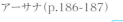 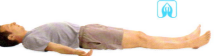

14. 腹部をねじるポーズ
ジャタラ・パリヴァルタナ・アーサナ
(p.138-139)

15. 死体のポーズ
シャヴァ・アーサナⅠ
(p.64-65)

座っておこなうポーズを集中して練習する

すべての練習に必要なのは、心を落ち着け、意識を集中させるために動きのないポーズで始めることです。このプログラムは、脚を組んで座り、パリヴァタ・アーサナの状態で両腕をしっかりと伸ばすことに意識を集中させた、安らかな座るポーズで始めます。立っておこなうポーズで体を活気づけたあとには、脚を伸ばして調子を整えるポーズを続けます。プログラムを通しておこなってみると、体を伸ばす前後に数沙間横になり、胸で膝を抱えて休むことが必要ごとわかるかもしれません。脚を伸ばす運動のときは、腰を開くことに意識を向けましょう。このプログラムの2番目のパートでは、連続した前屈やねじりの運動をして、背中に働きかけます。

どのポーズでも、できるだけ遠くに体をもっていきます。棚や椅子の背、座面、発泡プラスチック、あるいは積み重ねた本などが必要なときは、それらを支えに使いましょう。首を守るため、肩立ちのポーズ（p.13を参照）をおこなうときは、肩と上腕部を折りたたんだブランケットや発泡フォームにのせてください。頭が首よりも低くなっていなければなりません。

1. 脚を組んで座る

第2段階のプログラムは穏やかなスクハ・アーサナ（p.38を参照）で始めます。両腕を頭のうえで伸ばすパリヴァタ・アーサナ（p.201）のポーズをしながらです。体をしっかりと伸ばしたまま、姿勢を20秒ほど保ちます。

2&3. 伸ばした脚をさらに伸ばすポーズ

腰の関節を伸ばし、ウッティタ・ハスタ・パーダーングシュタ・アーサナIとII（p.70-71を参照）のポーズで腰と脚の筋肉を目覚めさせます。この姿勢は1分間保つつもりでいましょう。

4. 靴職人のポーズ

今度は背中を壁につけて座り、手で足をつかみながらバッダ・コーナ・アーサナ（p.110参照）のポーズでリラックスします。1分以上この姿勢のままでいたいと思うかもしれません。

5&6. 床でおこなう脚を伸ばすポーズ

脚を伸ばす運動に戻ります——スプタ・パーダーングシュタ・アーサナIとII（p.146-147参照）はマットのうえに横になっておこないます。それぞれの脚を交互に持ち上げ、片脚につき1分間以上姿勢を保ったままでいます。数秒休息して終わります。

7. 座っておこなう開脚のポーズ

ウパヴィシュタ・コーナ・アーサナ (p.111を参照)、座っておこなう開脚のポーズでは、両脚を横に向けて外に伸ばします。前に曲げながら、息を吐くのを忘れずに。そのままの姿勢を20秒保ち、休息するポーズで終わります。

8. 頭を膝につけるポーズ

ジャーヌ・シールシャ・アーサナ (p.114-115) は、脚を伸ばす次の2つのポーズとは位置が違うことが特徴です。右側でポーズをおこなってから、左側に移ります。それぞれの側で30秒ほど姿勢を保ちます。これは休息するポーズなので、リラックスしてください。

9. 3つの肢のポーズ

腰の位置はそのままで、ティリャング・ムカイカパーダ・パシュチマッターナ・アーサナ(p.118-119) のポーズで胴体を前に伸ばしましょう。この座って前屈をする2つ目のポーズは、リラックスするポーズなので、それぞれの側につき30秒ほど姿勢を保ちましょう。

10. 座っておこなう前屈のポーズ

この3つの連続した前屈の終わりは、パシュチマッターナ・アーサナ (p.122-123) です。両脚を伸ばしながら、胴体を前に伸ばします。これは休息を与えるポーズです。できれば、そのままの姿勢を1分間保ちましょう。

11. 人魚のポーズ I

連続した前屈のポーズに続くのは、ヴァラドヴァヤ・アーサナ I (p.162-163) です。はじめに背骨を右側に回し、それから左に回します。それぞれの側にねじった状態を30秒保ちます。

12. 賢人のポーズ

マリーチ・アーサナ(p.166) をおこなうと、背中が十分に伸びます。少なくともそれぞれの側で20秒姿勢を保ち、それから数秒、膝を立てた姿勢で休みます。

13. 肩立ちのポーズと鋤のポーズ

サランバ・サルヴァーンガ・アーサナとハラ・アーサナ (p.186-187) は2つの逆立ち系のポーズです。3分間ほど体を縦に一直線にしておくと、心身が爽快になります。

14. 腹部をねじるポーズ

この体を動かす最後のポーズは——ジャタラ・パリヴァルタナ・アーサナ (p.138-139) ——背骨を動かしながら、脚を片側に振り動かし、それから反対側にも動かします。それぞれの側で20秒姿勢を保ちましょう。

15. 死体のポーズ

死体のポーズ (p.64-64のシャヴァ・アーサナ I) で10分間ほど休んで終わりにします。

第3段階のプログラム

このプログラムには、三角のポーズや膝を曲げて前屈するポーズなどのような、第3章の基本的なポーズがいくつか含まれています。その理由のひとつは、より複雑なポーズをおこなうには、体、とくに脚が強くなくてはならないからです。プログラムのはじめに立っておこなうポーズをするのは、体を伸ばすという必要不可欠な準備運動をしたいからです。このプログラムはエネルギーを与えることに集中しています。はじめに立っておこなうポーズで体を目覚めさせ、後屈によって、心と体に刺激を与えます。後屈のポーズが集中して組まれているのは、極度に体を伸ばしながら、背骨に可動性を持たせるためです。ポーズを連続しておこなうと75分ほどかかりますが、急がないことが大切です。プログラムは少なくとも1週間に1度は繰り返しましょう。

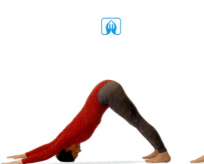

1. 下を向く犬のポーズ
アドムカシュヴァナ・アーサナ
(p.130-131)

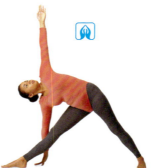

2. 三角のポーズ
ウッティタ・トリコーナ・アーサナ (p.46-47)

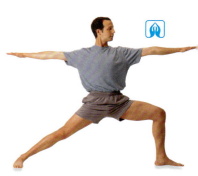

3. 英雄のポーズ II
ヴィーラバドラ・アーサナ II
(p.78-79)

練習の計画を立てる　第３段階のプログラム

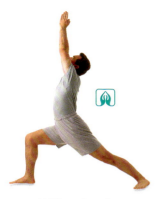

4. 英雄のポーズⅠ
ヴィーラバドラ・アーサナⅠ
(p.82-83)

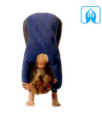

5. 立っておこなう前屈
ウッターナ・アーサナⅠ
(p.75)

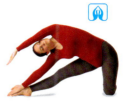

6. かんぬきのポーズ
パリガ・アーサナ
(p.134-135)

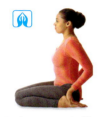

7. ヒーローのポーズ
ヴィーラ・アーサナ
(p.107)

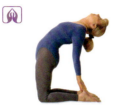

8. ラクダのポーズ
ウシュトラ・アーサナ
(p.178-179)

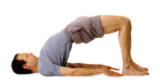

9. 橋のポーズ
サルヴァーンガ・アーサナ・セツ・バンダ(p.170-171)

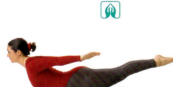

10. バッタのポーズ
シャラバ・アーサナ
(p.174)

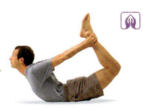

11. 弓のポーズ
ダヌル・アーサナ
(p.182-183)

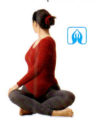

12. 脚を組んでねじるポーズ
スクハ・アーサナでねじるポーズ
(p.158-159)

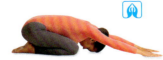

13. 膝を曲げておこなう前屈
(p.54)

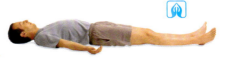

14. 死体のポーズ
シャヴァ・アーサナⅠ
(p.64-65)

211

後屈を集中して練習する

これは刺激を与える練習ですが、はじめの数分は、座って脚を組むポーズやヒーローのポーズをおこなって、心を落ち着けるのがいい考えです。そうすることで、努力を要するポーズも組み込むことができます。けれどもプログラムには、おだやかな前屈のような、休息を与える姿勢をポーズをあいだにいくつか入れています。

練習の後半では、連続して後屈をおこない、背骨を動かします。股間から首までの上半身全体を引き伸ばして、背骨を伸ばします。体を伸ばすと、胸や体の前面が開きます。後屈やねじりのポーズはかなり激しく体を伸ばすので、とくに大変なポーズを終えたあとは、かかとのうえに座ったり、胸のほうに膝を引き寄せて、すねのうえで手を握るなど、ちょっと休息を取ることが必要かもしれません。いつものように、プログラムの終わりには、死体のポーズで5〜10分間休みます。後になるとまたさらに、このプログラムには心身を爽快にする効果があったことがわかるでしょう。

1. 下を向く犬のポーズ

はじめは、筋肉の調子を整えるアドムカシュヴァナ・アーサナ (p.130-131) で体を伸ばします。このポーズをおこなうと、心もリラックスします。1分間姿勢を保ちます。

2. 三角のポーズ

ウッティタ・トリコーナ・アーサナ (p.46-47) は脚を強くするために、ここに組み込まれています。左右それぞれ20秒間姿勢を保ちましょう。

3. 英雄のポーズⅡ

次に体を目覚めさせるための、立っておこなうポーズ、ヴィーラバドラ・アーサナⅡ (p.78-79) が続きます。それぞれの側で姿勢を20秒づつ保ちます。

4. 英雄のポーズⅠ

ヴィーラバドラ・アーサナⅠ (p.82-83) で体をしっかりと伸ばすことに意識を集中します。両側で最長15秒姿勢を保ってください。

5. 立っておこなう前屈

立っておこなうポーズの最後は、ウッターナ・アーサナⅠ (p.75) です。心拍を下げ、神経を落ち着かせます。脚をまっすぐにしたまま腰から曲げましょう。呼吸は鼻から普通にしながら、1分間姿勢を保ってください。

6. かんぬきのポーズ

パリガ・アーサナ(p.134-135) は、この練習の中心に組み込まれている、膝を曲げる姿勢と座る姿勢が連続する短いポーズです。このポーズをおこなうと、体の側面を交互に伸ばすことができます。それぞれの側面が伸びていることを感じながら、10秒伸ばしてください。

7. ヒーローのポーズ

正しくポーズをおこなえば、座骨は足のあいだの床に触れるので、このヴィーラ・アーサナ(p.107) では足や足首、膝を伸ばすことができます。これはリラックスするポーズなので、1分間は姿勢を保ちましょう。

8. ラクダのポーズ

連続した後屈のポーズのはじめは、ウシュトラ・アーサナ(p.178-179) で始まり、背中だけでなく、背骨全体を伸ばします。10秒姿勢を保ってから、座骨をかかとにのせて休みます。

9. 橋のポーズ

この2つ目の後屈は、背中を弓のように曲げるサルヴァーンガ・アーサナ・セツ・バンダ(p.170-171) です。姿勢を10秒保ってから、脚を曲げてマットの上にのせて休みましょう。

10. バッタのポーズ

この後屈のポーズ、シャラバ・アーサナ(p.174) では、背骨を思いっきり伸ばしながら、脚と上半身を持ち上げます。姿勢は10秒保ってください。

11. 弓のポーズ

ダヌル・アーサナ(p.182-183) は、一連の後屈のポーズの最後のポーズで、背骨の関節を動かします。姿勢は10秒保ちましょう。

12. 脚を組んでねじるポーズ

スクハ・アーサナでねじるポーズ（p.158-159）では、背骨を後屈の状態から違う方向へ動かしながら、回転させます。姿勢は15秒保ちます。

13. 膝を曲げておこなう前屈

この簡単な前屈 (p.54) は、12のねじりのポーズのあとにおこない、背中を休ませるものです。姿勢は2分間か、それ以上保ちましょう。

14. 死体のポーズ

体のすべてをリラックスさせるシャヴァ・アーサナⅠ(p.64-65) で5〜10分間休むことは、このプログラムの練習で非常な努力をしたあとには不可欠です。

ストレスと疲れをやわらげる

この短い練習は、1日の大変な仕事のあとのすばらしい疲労回復薬になります。疲れていたりストレスや不安を感じているとき、あるいはただ、自分の体に愛情のこもったケアという思いやりを少し与えてあげる必要があるときなどにおこないましょう。これはリラックスする4つのポーズからなる簡単なプログラムです。あらゆる種類の疲れを取り除くためのプログラムとして作られています。数分おこなうだけで、心と体の元気を回復させることができるでしょう。このプログラムにそういった作用がある理由は、これらのポーズは動きのないポーズで――つまり、1つのポーズでは体を伸ばし、もう1つのポーズでは体を持ち上げ、残りのポーズではただ心を集中させるだけです――激しく動いたり、あるいは体を強く伸ばすことさえもしないからです。このプログラムはおよそ20～25分間ほどでできますが、ポーズをおこないながら自分が必要だと感じるだけ、その姿勢でリラックスしていましょう。

1. 足を組んで座るポーズ

スクハ・アーサナ（p.38）で1～2分脚を組んで座って心を落ち着けます。目は閉じます。壁を背にして発泡プラスチックのうえに座り、腰を保護しましょう。鼻で普通に呼吸をし、自分の呼吸音に耳を傾けます。

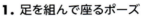

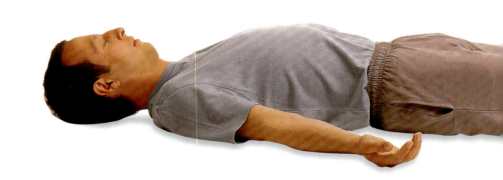

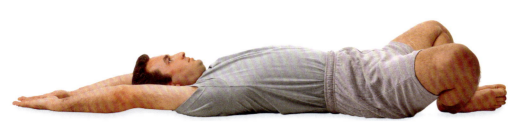

2. 床でおこなう靴職人のポーズ

スプタ・バッダ・コーナ・アーサナ (p.126-127) であおむけに休みましょう。このとき、心は穏やかで、体はリラックスしていなければなりません。この姿勢はとくに月経中の女性の役に立ちます。

3. 脚を伸ばすポーズ

壁を支えにしてあおむけに横になり、ウールドヴァ・プラサーリタ・パーダ・アーサナ (p.62-63) で脚をいっぱいに伸ばすことで、脚の痛みや疲れを取ります。このポーズはまた、腰の痛みも楽になるでしょう。

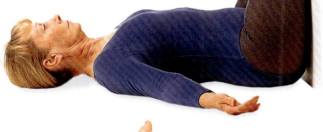

4. 死体のポーズ

すべての練習は死体のポーズ (p.64-65) で終わります。このときは、完全にリラックスしなければなりません。普通に呼吸をすることに意識を集中しますが、息を吐くときに、ゆっくりと時間をかけておこないましょう。

215

用語解説

アーサナ ヨーガのポーズ、あるいは姿勢のこと。

伸ばす 体をまっすぐにする、あるいは体をいっぱいに伸ばすということ。

収縮させる 体を曲げるために筋肉をコントロールすること。

股間 腹部の一番下と太ももの一番上のあいだにあるくぼみのこと。ふたつの股間が陰部の中心から外と上へ傾斜している。

ハタ・ヨーガ アーサナを練習し、呼吸をして、プロセスを浄化することを通して、絶対的な結合、あるいは深瞑想に達する教え。およそ1000年前につくりだされたヨーガの伝統的な行法である。

アイアンガー・ヨーガ ヨーガの行法や流派は、B.K.S.アイアンガーというインド人指導者によって起こされた。

マントラ 心を集中させるために使われる「オーム」のような神聖な言葉、あるいは音のこと。

動きのないポーズ ヨーガのポーズは体を伸ばす以外に、姿勢を変えないものもある。

プラーナヤマ エネルギーを拡大させるテクニックで、特別な呼吸の運動が含まれている。

プラティヤーハラ 五感をコントロールすること。

胴体 頭と腕、そして脚をのぞいた体の中心部分。体幹とも呼ばれる。

ヨーガ 調和、あるいは結合。

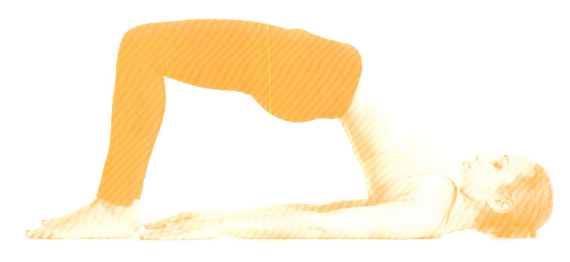

いろいろなアーサナ

サンスクリット語名	日本語での呼び方
アドムカシュヴァナ・アーサナ	下を向く犬のポーズ
アナンタ・アーサナ	不朽のポーズ
アルダ・チャンドラ・アーサナ	半月のポーズ
アルダ・ナヴァ・アーサナ	方舟のポーズ
バッダ・コーナ・アーサナ	靴職人のポーズ
ヴァラドヴァヤ・アーサナ	人魚のポーズ
チャトランガ・ダンダ・アーサナ	4つの肢のポーズ
ダンダ・アーサナ	杖のポーズ
ダヌル・アーサナ	弓のポーズ
エーカ・パーダ・サルヴァーンガ・アーサナ	片脚での肩立ちのポーズ
ガルダ・アーサナ	腕をねじるポーズ
ゴムカハ・アーサナ	握手のポーズ
ハラ・アーサナ	鋤のポーズ
ジャーヌ・シールシャ・アーサナ	頭を膝につけるポーズ
ジャタラ・パリヴァルタナ・アーサナ	腹部をねじるポーズ
マリーチ・アーサナ	賢人のポーズ
パリガ・アーサナ	かんぬきのポーズ
パリプルナ・ナヴァ・アーサナ	オールのついた舟のポーズ
パリヴリッタ・トリコーナ・アーサナ	ねじった三角のポーズ
パールシュヴァイカ・パダ・サラヴァーンガ・アーサナ	45度に脚を広げた肩立ちのポーズ
パールシュヴォーッターナ・アーサナ	体の側面を伸ばすポーズ
パリヴァタ・アーサナ	指をからませながら脚を組んで座るポーズ
パシュチマッターナ・アーサナ	座っておこなう前屈のポーズ
プラサーリタ・パードッターナ・アーサナ	脚を開いて伸ばすポーズ

サンスクリット語名	日本語での呼び方
シャラバ・アーサナ	バッタのポーズ
サランバ・サルヴァーンガ・アーサナ	肩立ちのポーズ
サルヴァーンガ・アーサナ・セツ・バンダ	橋のポーズ
シャヴァ・アーサナ	死体のポーズ
スクハ・アーサナ	脚を組んで座るポーズ（脚を組んでねじるポーズ）
スプタ・バッダ・コーナ・アーサナ	床でおこなう靴職人のポーズ
スプタ・コーナ・アーサナ	脚を鋤のポーズにした肩立ちのポーズ
スプタ・パーダーングシュタ・アーサナ	床でおこなう脚を伸ばすポーズ
スプタ・タダ・アーサナ	横になっておこなう山のポーズ
スプタ・ヴィーラ・アーサナ	床でおこなうヒーローのポーズ
タダ・アーサナ	立っておこなう山のポーズ
ティリャング・ムカイカパーダ・パシュチマッターナ・アーサナ	3つの肢のポーズ
ウパヴィシュタ・コーナ・アーサナ	座っておこなう開脚のポーズ
ウールドヴァ・プラサーリタ・パーダ・アーサナ	脚を伸ばすポーズ
ウシュトラ・アーサナ	ラクダのポーズ
ウトゥカタ・アーサナ	椅子のポーズ
ウッターナ・アーサナ	立っておこなう前屈のポーズ
ウッティタ・ハスタ・パーダーングシュタ・アーサナ	伸ばした脚をさらに伸ばすポーズ
ウッティタ・パールシュヴァコーナ・アーサナ	側面を傾斜させて伸ばすポーズ
ウッティタ・トリコーナ・アーサナ	三角のポーズ
ヴィーラバドラ・アーサナ	英雄のポーズ
ヴィーラ・アーサナ	ヒーローのポーズ
ヴリクシャ・アーサナ	立ち木のポーズ

索引

あ

アーサナ　12, 15, 17, 18, 30, 32, 217

B.K.S.アイアンガー　17, 18-19, 219

アイアンガー・ヨーガ　20, 21, 216

アサンガ　17

足　120-21

脚　70-73, 120-21
　疲れ　152-53
　伸ばす　62-63

脚を組んで座るポーズ　31, 36, 38, 40, 201, 206, 208, 214

脚を組んでねじるポーズ　158-61, 204, 211, 213

脚を開いて伸ばすポーズ　98-101, 207, 209

頭を膝につけるポーズ　114-17, 207, 209

アドムカシュヴァナ・アーサナ（下を向く犬のポーズ）　130-133

アナンタ・アーサナ（不朽のポーズ）　154-57

アメリカ合衆国　21

アルダ・チャンドラ・アーサナ（半月のポーズ）　86-89

アルダ・ナヴァ・アーサナ（方舟のポーズ）　142-45

医師　9

椅子のポーズ　90-93

祈りのポーズ　94-97, 200

インダス文明　14

インド　18, 19

ウールドヴァ・プラサーリタ・パーダ・アーサナ（脚を伸ばすポーズ）　62-63

動きのないポーズ　216

ウシュトラ・アーサナ（ラクダのポーズ）　178-81

ウッターナ・アーサナ I （立っておこなう前屈のポーズ I ）74-75, 76

ウッティタ・トリコーナ・アーサナ（三角のポーズ）　46-49

ウッティタ・パールシュヴァコーナ・アーサナ（側面を傾斜させて伸ばすポーズ）　50-53

ウッティタ・ハスタ・パーダーングシュタ・アーサナ I （伸ばした脚をさらに伸ばすポーズ I ）　70, 72-73

ウッティタ・ハスタ・パーダーングシュタ・アーサナ II （伸ばした脚をさらに伸ばすポーズ II ）　71-73

うつ病　32

腕をねじる　195, 197

腕を持ち上げる　84-85

ウトゥカタ・アーサナ（椅子のポーズ）　90-93

ウパニシャッド　14

ウパヴィシュタ・コーナ・アーサナ（座っておこなう開脚のポーズ）110

裏返しの三角のポーズ　102

エーカ・パーダ・サルヴァーンガ・アーサナ（片脚での肩立ちのポーズ）　190, 192

詠唱　8

英雄のポーズ I 　82-83, 84, 211, 212

英雄のポーズ II 　78-81, 210, 212

オールのついた舟のポーズ　142-45

屋外　24

か

カーリダーサ　78

回転　168

肩　26-27, 68
　動かしやすくする　196-97
　運動　194-97

肩立ちのポーズ　186-93, 205, 207, 209

方舟のポーズ　142-45

髪　24

過密　21

体各部の位置　26-27, 40-41, 44, 48-49, 192

体全体を伸ばす　40-41, 48

体の側面を伸ばす　52-53, 94-97, 136
　体を伸ばす　20, 32
　体を極度に伸ばす　124, 184
　体を力強く伸ばす　96-97
　胴体　180
　補助道具　113, 124

ガルダ・アーサナ（腕をねじるポーズ）　194-95, 197

カルマ・ヨーガ　14, 16

感情　32-33

間食　24

関節炎　198, 200

かんぬきのポーズ　134-37,
　　211, 213
緩和法　28-29, 64-65,
　　214-15
休息するポーズ　128-129,
　　204-205
競争　21
靴職人のポーズ　110, 112-13,
　　206, 208
首のけが　9
警告　9
血圧　21
血圧　9
月経　9
賢人のポーズ　166-169, 207,
　　209
高血圧　9
講師　9
股関節　112-13, 148
呼吸　8, 12, 17-18, 20-21,
　　28-30, 37
心　30-31
こつ　37
骨粗鬆症　9
骨盤　26-27, 40, 44
ゴムカハ・アーサナ(握手の
　　ポーズ)　194, 196-97

さ

逆立ち系のポーズ　69, 188
支え　69, 129, 152-53
サマディヒ　33
サランバ・サルヴァーンガ・アーサナ
　　(肩立ちのポーズ)　186-89
サルヴァーンガ・アーサナ・セツ・
　　バンダ(橋のポーズ)　170-73

三角のポーズ　36, 46-49,
　　210, 212
酸素　28
姿勢　26-27, 36, 42, 44-45
死体のポーズ　37, 64-65,
　　205, 207, 209
自宅　8, 24
下を向く犬のポーズ　130-33,
　　204, 210, 212
膝腱　100
ジャーヌ・シールシャ・アーサナ
　　(頭を膝につけるポーズ)
　　114-117
ジャタラ・パリヴァルタナ・アーサナ
　　(腹部をねじるポーズ)
　　138-41
シャヴァ・アーサナ(死体のポーズ)
　　29, 37, 64-65, 205
邪魔　24
シャラバ・アーサナ
　　(バッタのポーズ)　174-77
集中　30-31, 33
重力　26
主義　12
ジュニャーナ・ヨーガ　16
準備　24-25
消化　24
浄化　17
食事　24
人工股関節　9
心象形成　17, 20, 21
心臓病　9
心拍数　21
スートラ　13, 17
スキー　92

鋤のポーズ　186-89, 205,
　　207, 209
スクハ・アーサナ(脚を組んで座る
　　ポーズ)　38, 158-61, 201
ストレス　8, 21, 28, 32, 64
　　やわらげる　214-15
スヴァートマーラーマ　17
スプタ・コーナ・アーサナ
　　(脚を鋤のポーズにした肩立ち
　　のポーズ)　191, 192-93
スプタ・タダ・アーサナ
　　(横になっておこなう山の
　　ポーズ)　38-39, 40-41
スプタ・パーダーングシュタ・
　　アーサナⅠ(床でおこなう脚を
　　伸ばすポーズⅠ)　146-49
スプタ・パーダーングシュタ・
　　アーサナⅡ(床でおこなう脚を
　　伸ばすポーズⅡ)　147-49
スプタ・バッダ・コーナ・アーサナ
　　(床でおこなう靴職人の
　　ポーズ)　126-29
スプタ・ヴィーラ・アーサナ
　　(床でおこなうヒーローの
　　ポーズ)　150-53
座って脚を伸ばしておこなう
　　開脚のポーズ　110-13
座っておこなう開脚のポーズ
　　110-13
座っておこなうポーズ　26-27,
　　106-9
　　前屈のポーズ　122-25, 207,
　　　209
　　その他のポーズ　38-39, 40,
　　　208-9
　　ねじるポーズ　160, 205

219

静穏　32-33
精神性　30
背中　74-77, 172-73
　　アーチ形にする　176-77
　　後屈　205, 212-13
　　背骨も参照のこと
背骨　26-27, 36, 40, 44,
　　74-77, 160
けが　9
背中も参照のこと
まっすぐにする　116
前屈　54-57
仙骨　44
全体論的な練習　68-69
側面を傾斜させて伸ばすポーズ
　　36, 50-53

た
第3段階のプログラム　210-13
第二次世界大戦　18
第2段階のプログラム　206-9
タダ・アーサナ(山のポーズ)
　　36, 42-43, 44, 48, 60, 68,
　　205
立ち木のポーズ　36, 58-61
立っておこなうポーズ
　　椅子のうえに片脚をのせて
　　　　ねじるポーズ　74, 76
　　前屈のポーズ　55-57,
　　75, 76-77, 211, 212
　　その他のポーズ
　　68, 74, 205
　　山のポーズ　42-43
ダヌル・アーサナ(弓のポーズ)
　　182-85

ダンダ・アーサナ(杖のポーズ)
　　106, 108, 205
タントラ・ヨーガ　17
力　132-33
チャトランガ・ダンダ・アーサナ
　　(4つの肢のポーズ)　154-57
注意事項　9
椎間板ヘルニア　9
杖のポーズ　106, 108
疲れ　214-215
手
　　握手のポーズ
　　194, 196-97
　　運動　198-201
　　曲げる　200
ティリャング・ムカイカパーダ・
　　パシュチマッターナ・アーサナ
　　(3つの肢のポーズ)　118-21
哲学　8, 12-13, 17
胴体　104, 180, 216
読書案内　218

な
ナマステのポーズ　94-97, 196,
　　200
難易度　206
日課　25
ニヤマ　13
ニルヴァーナ　16
人魚のポーズI　162-65, 207,
　　209
妊娠　9
ねじった三角のポーズ　102-5
伸ばした脚をさらに伸ばすポーズ
　　70-73, 206, 208, 215

は
パールシュヴァイカ・パダ・
　　サラヴァーンガ・アーサナ
　　(45度に脚を広げた肩立ちの
　　ポーズ)　190, 192
パールシュヴォーッターナ・
　　アーサナ(体の側面を伸ばす
　　ポーズ)　94-97, 196
ハイパーベンチレーション　28
バガヴァッドギーガー　14
バクティ・ヨーガ　17
橋のポーズ　170-73, 211,
　　213
はじめに　36-37
パシュチマッターナ・アーサナ
　　(座っておこなう前屈のポーズ)
　　122-25
蓮のポーズ　15, 40
ハタ・ヨーガ　17, 18, 21, 216
ハタプラディーピカー　17
パタンジャリ　8, 12-13, 17
バッダ・コーナ・アーサナ
　　(靴職人のポーズ)　110-13
バッタのポーズ　174-77, 215
パドマ・アーサナ(蓮のポーズ)
　　15
パニック　28
ハラ・アーサナ(鋤のポーズ)
　　186-89
ヴァラドヴァヤ・アーサナⅠ
　　(人魚のポーズI)　162-65
バランス　60, 88, 144, 188
パリガ・アーサナ
　　(かんぬきのポーズ)　134-37

パリヴリッタ・トリコーナ・アーサナ（ねじった三角のポーズ）　102-5
パリプルナ・ナヴァ・アーサナ（オールのついた舟のポーズ）　142-45
半月のポーズ　86-89
犯罪　32
反復運動過多損傷　198
ヴィーラ・アーサナ（ヒーローのポーズ）　106-9
ヴィーラバドラ・アーサナⅠ（英雄のポーズⅠ）　82-83
ヴィーラバドラ・アーサナⅡ（英雄のポーズⅡ）　78-81
ヒーローのポーズ　106-9, 211, 213
ヒアナ　33
膝　9, 40-41
膝を曲げておこなう前屈　54, 56, 211, 213
膝を曲げる　106-9
ヴィシヌ　156
人付き合い　32
非暴力主義　12
ヒマラヤ　15
不朽のポーズ　154
服装　24
腹部をねじるポーズ　138-41, 207, 209
ブッダ　15, 16, 40
舟のポーズ　143-45
プラーナヤマ　17, 21, 216
ブラーフマン　17

プラサーリタ・パードッターナ・アーサナ（脚を開いて伸ばすポーズ）　98-101
ブラックアウト　28
プラティヤーハラ　33, 216
ヴリクシャ・アーサナ（立ち木のポーズ）　58-61
平衡感覚　88
偏頭痛　9
ポーズ　8, 9, 12
アーサナも参照のこと
補助道具　69

ま

マッサージ　140
マハーバーラタ　162
マリーチ　74, 166
マリーチ・アーサナ　74, 166, 167, 169
マントラ　216
マントラ・ヨーガ　17
3つの肢のポーズ　118-21, 207, 209
瞑想　8, 12, 14-17, 20-21, 30-31, 33, 40
メニンガー・インスティチュート　21
めまい　9, 28
持ち上げる　80

や

ヤマ　13
山のポーズ　36, 42-43, 44
床　156-57
　脚を伸ばすポーズ　146-49, 207, 208

姿勢　40-41
床でおこなう靴職人のポーズ　126-29, 214
床でおこなうヒーローのポーズ　150-53
指をからませるポーズ　198, 201
指をねじるポーズ　199, 200
弓のポーズ　182-85, 211, 213
ヨーガ教室　8, 24
用語解説　216-17
パラマハンサ・ヨガナンダ　18
抑制　32-33, 188
横になっておこなうポーズ
　体を伸ばすポーズ　39, 40-41
　その他のポーズ　38-39, 40
　山のポーズ　38-39
4つの肢の杖のポーズ　155, 157
4つの肢のポーズ　154-57

ら

ラージャ・ヨーガ　15, 16
ラーマーヌジャ　17
ラクダのポーズ　178-81, 211, 213
らせん形を描く　164
理学療法士　9
ルール　24, 204
練習の計画を立てる　202
練習プログラムを作る　204-7
路上の逆上　32

関連情報

本書の著者であるジェニー・ビトルストンは
全世界に通用する資格を持ったヨーガの指導者です。
以下のさまざまな場でも、ジェニー・ビトルストンの活動を知ることができます。

JB Hypnotherapy

www.jb-hypnotherapy.co.uk
*Information on experienced
and qualified hypnotherapy
and psychotherapy
practitioner, Jennie Bittleston.*

Australian Institute of Yoga Therapy

www.australianyogatherapy.com.au
*The longest running yoga
therapy organization in
Australia who specialize in
professional development
programs for qualified yoga
therapists.*

B.K.S Iyengar Yoga

www.bksiyengar.com
*The official website of
B.K.S Iyengar Yoga detailing
institutions and a directory of
teachers around the world.*

British Wheel of Yoga

www.bwy.org.uk
*Information on yoga
groups and organizations
throughout the UK.*

Centre for Mindfulness Research and Practice

Bangor University, Wales
www.bangor.ac.uk/mindfulness/
*Information on one of the
key mindfulness centres in
Europe.*

Divine Life Society

www.sivanandaonline.org
*An organization aimed at
promoting yoga worldwide.*

Iyengar Yoga UK

www.iyengaryoga.org.uk

Iyengar Yoga Institute, London

www.iyi.org.uk
*One of the first yoga studios
in Europe, they provide
practice, research, support,
and training for Iyengar
yoga students and teachers
in London.*

IYNAUS Iyengar National Association of the United States

www.iynaus.org
*The website contains a list
of regional associations
throughout North America.*

Sivananda Yoga

www.sivananda.org
*The official website of the
International Sivananda
Yoga Vendanta Centers.*

Yoga Journal

www.yogajournal.com
*A magazine with useful
information on all branches
of yoga.*

Yoga Site

www.yogasite.com
*A general information
website.*

Yogaville

www.yogaville.org
*The international
headquarters of Integral
Yoga.*

United States Yoga Federation

www.usayoga.org
*A nonprofit organization
dedicated to promoting and
developing yoga as a sport.*

著　者：**ジェニー・ビトルストン**
(JennIE bittleston)

ビジネスでのキャリアを捨て、1978年に資格をとってヨーガ指導者となる。世に広まりつつある催眠療法、心理療法も始め、開業してすでに25年を超える。

翻訳者：**奥谷 陽子**（おくや ようこ）

パンパシフィックインスティチューツ国際英文秘書科卒業。2001年より翻訳の世界に入り、それと前後してヨーガを始める。訳書に『イルカへの夢　癒される心』（経済界刊）など。

よくわかる理論と実践
ヨーガ

発　　　行　　2017年2月10日
発　行　者　　吉田　初音
発　行　所　　株式会社 **ガイアブックス**
　　　　　　　〒107-0052 東京都港区赤坂1-1-16　細川ビル
　　　　　　　TEL.03 (3585) 2214　FAX.03 (3585) 1090
　　　　　　　http://www.gaiajapan.co.jp

Copyright GAIABOOKS INC. JAPAN2017
ISBN978-4-88282-978-2 C0077

落丁本・乱丁本はお取り替えいたします。
本書を許可なく複製することは、かたくお断わりします。
Printed in China

ガイアブックスは心と体を浄化し
地球を浄化するガイアを大切にして
出来るだけ化学物質を使わない
自然療法と環境経営の社会創りに努力していきます。

First published in 2000

Copyright © The Ivy Press Limited 2000, 2017

All rights reserved. No part of this book may be reproduced or transmitted in any form or by any means, electronic or mechanical, including photocopying, recording, or by any information storage-and-retrieval system, without written permission from the copyright holder.

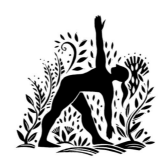